兰州大学110周年校庆纪念文库

心血管疾病危重症疑难病例荟萃

主　　编　张　钲

副主编　白　明　张　锦

编　　委　（按姓氏笔画排序）

U0200326

王小娟	王俊乾	王淑萍	牛小伟
牛镜磊	邓爱云	白　明	刘天蕊
杨　波	杨珍珍	吴增颖	何智余
张　艳	张　钲	张　博	张　锦
张　璐	张益铭	陈梓娴	周兴虎
赵　晶	赵存瑞	姚亚丽	徐吉喆
高涵翔	彭　芮	彭　瑜	韩　冰
雷　鹏	褚　嫒	蔡玮婷	潘　明
潘晨亮			

科学出版社

北京

内 容 简 介

　　本书精炼了危重心血管疾病临床相关问题,系统汇集了处置各类心血管危重病症的方案,并以展示临床真实环境的方法,帮助临床医生建立正确的危重症处理思路和方法,帮助读者在处理同类问题上取得举一反三的效果,有利于读者尽快掌握心脏危重症处理的精髓。

　　本书适用于临床医师、住院医师等有一定临床经验的医师培训,提高临床诊断治疗水平。

图书在版编目(CIP)数据

心血管疾病危重症疑难病例荟萃 / 张钲主编. — 北京:科学出版社,2019.11

(兰州大学110周年校庆纪念文库)

ISBN 978-7-03-062967-8

Ⅰ.①心… Ⅱ.①张… Ⅲ.①心脏血管疾病-急性病-诊疗-病案-汇编 ②心脏血管疾病-险症-诊疗-病案-汇编 ③心脏血管疾病-疑难病-诊疗-病案-汇编 Ⅳ.①R54

中国版本图书馆CIP数据核字(2019)第244459号

责任编辑:胡治国 / 责任校对:郭瑞芝
责任印制:李 彤 / 封面设计:黄华斌

科学出版社出版
北京东黄城根北街16号
邮政编码:100717
http://www.sciencep.com

北京中科印刷有限公司 印刷
科学出版社发行　各地新华书店经销

*

2019年11月第 一 版　　开本:787×1092　1/16
2021年 1 月第二次印刷　　印张:10 1/8
字数:228 000

定价:88.00元
(如有印装质量问题,我社负责调换)

序

　　萃英立根本，昆仑写精神。2019 年 9 月 17 日，兰州大学将迎来 110 周年校庆。百十年来，一代代兰大人与国家、民族同呼吸、共命运，屹立西部大地，蕴育时代精英，为世界、为祖国培养了一大批活跃在各行各业的优秀人才，有力地支持了国家特别是祖国西部地区的建设发展。

　　长期以来，兰州大学始终坚持正确办学方向，落实立德树人根本任务，立足地域特色，发挥科研优势，深度融入参与国家发展战略，主动对接服务地方经济社会发展，"将论文写在中国大地上"，赢得了国内外的广泛认可；熔铸成以"自强不息，独树一帜"为核心的兰大精神，形成了"勤奋，求实，创新"的良好学风，探索走出了一条在西部地区创办高水平大学的成功之路，为中国高校扎根祖国大地创办世界一流大学提供了重要借鉴。

　　值 110 周年校庆之际，我校策划组织出版"兰州大学 110 周年校庆纪念文库"，旨在展现奋战在教学科研一线的兰大人的家国情怀、理论思考和学术积累。丛书作者中有致力于教书育人的教学名师，也有在科研一线硕果累累的科学大家，更有长期坚守在教学科研一线、受学生爱戴的"普通"教师。丛书内容丰富，涵盖理、工、农、医、人文、社科等诸多学科，其中观点颇多见解。恕我才识单调，难以一一点评。在此，谨付梓以供学界参考指正。

　　新时代新起点，所有兰大人将汇聚成推动兰州大学事业蓬勃发展的强大合力。面向未来，全体兰大人将继续坚守奋斗，以矢志不渝的信念、时不我待的精神、担当奉献的情怀投身中国特色世界一流大学建设，为实现中华民族伟大复兴贡献兰大力量！

　　是为序。

严纯华

2019 年 3 月 26 日

前　言

　　随着我国人口老龄化以及精神压力、生活方式的巨大改变，心血管发病年龄的提前，疾病谱发生了巨大变化。近30年来心血管病影像、介入诊断、分子生物学基因诊断等的快速发展使诊断方法和思维也发生了巨大的变化；新的国内外指南不断涌现对心血管疾病的诊断和治疗起到了重要的指导作用，如何应用指南和各种诊断手段解决临床所面临诸多问题，是临床实践需要解决的问题。

　　我国的医生培养体系也在不断发生着改变以适应巨大的临床需求；以心血管专业为例，专业教育（住院医师规培、专科医生培训）与学历教育（硕士、博士）之间的交集日益显著。归根到底医生的培养就是理论学习和临床实践的结合，不断循环前行。

　　出版此书的目的就是基于上述原因。本书对兰州大学第一医院心脏中心近两年收治的一些病例做分析讨论，在编写中不对原始的病历资料做任何改动，只是对思维过程做一些理论上的补充和学习，就是希望从整个临床实践活动中看到思路的转变和临床结局的变换。本书主要的参编作者主要是完成住院医师规培和正在进行心血管专科培训的主治医师，都是在相关导师的指导下完成此书编写。本书的出版希望对正在进行住院医师规培和年轻的心血管医师有所帮助。由于编者水平有限，学术质量难免欠缺和瑕疵，希望得到读者的批评和指正，这也是年轻医师成长过程中必须经历的。

　　祝年轻心血管医生在复杂的临床实践中，保持初心，不断前行，在大量的临床实践中涌现出更多出色的心血管医生，来面对心血管疾病的防治，在心血管疾病发病率不断升高的情形下，争取死亡率下降的拐点早日到来。

张　钲

兰州大学第一医院　心脏中心

2019 年 6 月

目　　录

01 极晚期支架内血栓1例

视点

一例 54 岁男性，以"急性非 ST 段抬高心肌梗死"收住入院，既往 1 年余前曾因"急性下壁心肌梗死"于右冠状动脉（right coronary artery，RCA）植入 3 枚支架，术后规律服药 1 年后停药，未戒烟。本次入院后行冠脉造影提示：RCA 支架内闭塞，闭塞近段可见血栓影，行经皮冠状动脉腔内血管成形术（percutaneous transluminal coronary angioplasty，PTCA），支架内血栓负荷重，未植入支架，术后给予抗血小板聚集、抗凝、调脂、降糖等治疗，术后 1 周复查造影提示：RCA 支架内血栓明显减少，行药物球囊（drug coated balloon，DCB）扩张，术后给予双联抗血小板聚集、调脂、降低心肌氧耗、降糖等药物治疗，好转出院。本例提示：①极晚期支架内血栓形成的原因？②支架内血栓的处理方法？

【病历摘要】

患者，男性，54 岁，主因"冠状动脉支架术后 1 年 4 个月，再发胸痛 9 天"来院。患者于入院前 1 年 4 个月出现活动后胸痛，位于心前区，呈闷痛，无大汗、头晕、头痛，无黑矇、晕厥等不适，持续约 10 分钟后可缓解，后就诊于当地医院给予"拜阿司匹林、阿托伐他汀钙、复方丹参片（具体用量不详）"治疗，上述症状未再发作。2 个月后无明显诱因突发胸痛，呈闷痛，伴胸闷、气短及大汗淋漓，口服"速效救心丸"约 10 分钟缓解，次日就诊当地医院，诊断为：急性下壁心肌梗死，后行冠状动脉造影＋支架植入术，于 RCA 植入 3 枚支架，术后规律服用"双联抗血小板聚集、调脂等"药物（具体用药及剂量不详），1 年后自行停药。本次入院前 9 天无明显诱因突发胸痛，伴大汗、憋气，口服"速效救心丸"（具体剂量不详）未能缓解，即就诊于当地医院，给予药物治疗后，行造影检查提示：RCA、回旋支（left circumflex artery，LCX）闭塞。患者为求进一步诊治，遂就诊于我科，我科以"急性非 ST 段抬高心肌梗死"收住。既往史：近期发现糖尿病，给予胰岛素治疗，无高血压、高血脂病史，吸烟 30 余年，60 支/天，未戒烟，偶有饮酒，否认冠心病、高血压等家族史。

【体格检查】

体温 36.3℃，脉搏 65 次/分，呼吸频率 19 次/分，血压 126/70mmHg，胸廓对称起伏，呼吸自如，节律规整，肋间隙未触及异常，双肺呼吸音粗，未闻及明显啰音，心前区未见明显凸起及凹陷，心界正常，心率 65 次/分，律齐，未闻及心脏病理性杂音及心包摩擦音，腹部查体（–），双下肢无水肿。

【实验室检查】

心肌标志物：肌钙蛋白 Ⅰ（troponin Ⅰ，TnⅠ）0.77ng/ml，肌酸激酶同工酶-MB（creatine kinase isoenzymes MB，CKMB）2.8ng/ml，肌红蛋白（myoglobin，Myo）25ng/ml，N 末端 B 型利钠肽原（NT-proB-type Natriuretic Peptid，NT-proBNP）1070pg/ml；血常规：白细胞（white blood cell，WBC）计数 $5.11×10^9$/L，红细胞（red blood cell，RBC）计数 $4.06×10^{12}$/L，血小板（platelet，PLT）计数 $149×10^9$/L，血红蛋白（hemoglobin，Hb）135g/L；生化示：肝肾功能正常，甘油三酯（triglycerides，TG）4.18mmol/L，低密度脂蛋白（low-density lipoprotein-cholesterol，LDL-C）2.8mmol/L；免疫：乙肝表面抗体（HBsAb antibody to hepatitis surface antigen，抗-HBs）14.35mIU/ml，乙肝 e 抗体（HBeAb antibody to hepatitis B e-antigen，抗-HBe）0.17S/CO，乙肝核心抗体（HBcAb antibody to hepatitis B core antige，抗-HBc）5.44S/CO，梅毒螺旋体抗体（antibody to treponema pallidum，Anti-TP）18.73S/CO；术前出凝血：D-二聚体（D-dimer，D-D）0.54μg/ml；糖化血红

蛋白（hemoglobin A1c，HbA1c）：11.20%；梅毒确诊试验＋梅毒 PDR 滴度（五次）：阴性。

【辅助检查】

心电图：窦性心律，电轴不偏，异常心电图：Ⅲ、aVF 导联异常 Q 波伴 T 波倒置（图 1-1）。

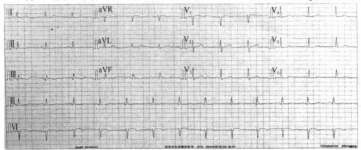

图 1-1 入院心电图

心脏超声：左心室射血分数（left ventricular ejection fraction，LVEF）61%，①左房内径增大，左室节段性室壁运动异常（下壁基底段），请结合临床。②左室收缩功能正常，左室及右室舒张功能减低。③彩色血流：二、三尖瓣及肺动脉瓣反流（轻度）。

【初步诊断】

入院诊断：①急性非 ST 段抬高心肌梗死 陈旧性下壁心肌梗死。②冠状动脉支架植入术后状态。③2 型糖尿病。

【治疗经过】

行 GRACE 评分 53，CRUSADE 评分 15，给予拜阿司匹林（0.1g 1/日）联合替格瑞洛（90mg 2/日）①双联抗血小板聚集，瑞舒伐他汀钙（20mg 1/晚）②调脂，美托洛尔缓释片（23.75mg 1/日）降低心肌耗氧量，单硝酸异山梨酯缓释片（40mg 1/日）扩血管，兰索拉唑肠溶片（30mg 1/日）抑酸，阿卡波糖（50mg 3/日）、甘精胰岛素（14U/睡前 皮下注射）、沙格列汀（5mg 1/日）降糖等治疗，患者院内再无胸痛发作，择期行冠脉造影。

患者入院第 3 天，行冠脉造影可见：冠状动脉供血呈右优势型，RCA 近段闭塞，支架内可见血栓，前向 TIMI 血流 0 级，右冠状动脉远段可见左前降支（left anterior descending artery，LAD）逆灌。左冠状动脉发育正常，左冠状动脉 TIMI 血流Ⅲ级，左主干无病变，TIMI 血流Ⅲ级，LAD 近段可见 60%～80%节段性狭窄，呈偏心性，远端 TIMI 血流Ⅲ级，LCX 近段闭塞，前向 TIMI 血流 0 级，可见间隔支向 LCX 逆灌至 LCX 中段（图 1-2A、B、C）。

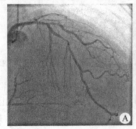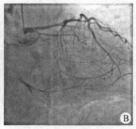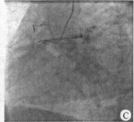

图 1-2 冠脉造影

A. 右前斜头位造影，显示 LAD 近段中重度狭窄；B. 右前斜足位造影，可见 LCX 近段闭塞，间隔支向 LCX 提供逆灌；C. 左前斜位右冠造影，可见右冠近段闭塞，可见血栓影

---

①药剂用量方法简写方式，"90mg 2/日"表示每次 90mg，每日 2 次

②药剂用量方法简写方式，"20mg 1/晚"表示每次 20mg，每日 1 次，傍晚使用

　　患者本次诊断为急性非 ST 段抬高心肌梗死,造影示 RCA 支架内血栓,考虑患者症状与 RCA 支架闭塞相关。送 6F SAL 0.75 指引导管至右冠状动脉开口,Pilot 50 导丝通过右冠近段病变到达 RCA 远端(图 1-3)。重复造影提示 RCA 内血栓负荷重,送 Runthrough 导丝至 RCA 远端交换 Pilot 50 导丝;沿导丝送 2.5mm×20mm 球囊至 RCA 远段;以 14atm^{①}×3s(秒)扩张 RCA 远段两次,以 14atm×3s 扩张 RCA 中段两次,以 14atm×3s 扩张 RCA 近段三次,沿导丝送 3.0mm×15mm 球囊至 RCA 远段原支架处以 12atm×3s 扩张 RCA 远段原支架处,以 14atm×3s 扩张 RCA 中段原支架处三次,以 14atm×3s 扩张 RCA 近段原支架处三次,术中测 ACT 185s,静脉注射肝素 2000 单位,RCA 原支架内仍可见血栓,冠脉内注入硝酸甘油注射液 100μg,后注入硝普钠 100μg,最后冠脉内注入欣维宁 7ml,再次造影可见 RCA 血流 TIMI Ⅱ 级,仍可见大量血栓,拟用药后择期复查(图 1-4)。

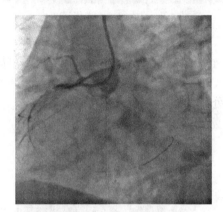

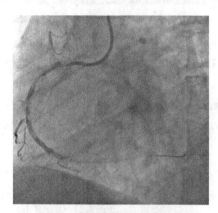

图 1-3　导丝通过右冠近段病
变到达右冠远端

图 1-4　球囊扩张给药后可见
右冠大量血栓

　　术后在原治疗基础上,给予欣维宁 8ml/h 持续泵入 48 小时,其后给予依诺肝素 4000IU、2 次/日,皮下注射 5 天,复查造影可见:RCA 走形区显支架影,RCA 近段至 RCA 远段最重处 70%弥漫性狭窄,血栓较前明显减少,远端 TIMI 血流Ⅲ级,左冠状动脉造影同前(图 1-5~图 1-8)。

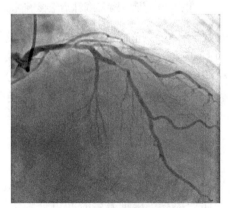

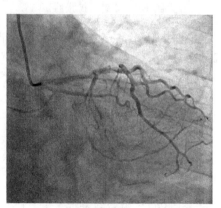

图 1-5　右前斜头位造影可见
LAD 近段重度狭窄

图 1-6　右前斜足位造影可见
LCX 闭塞

---

①1atm = 1.01325×10^{5}Pa

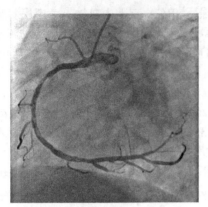

图 1-7　左前斜位 RCA 造影可
见血栓减少，血流改善

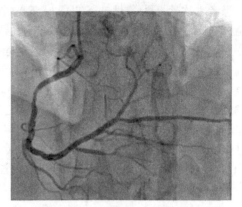

图 1-8　头位 RCA 造影可见血
栓减少

　　送 6F SAL0.75 指引导管至右冠状动脉开口，送 Runthrough 导丝至 RCA 远端，沿导丝送 3.5mm×12mm 后扩张球囊于 RCA 支架内多次行 PTCA，造影仍可见 RCA 近中段有血栓（图 1-9）。

　　进 3.5mm×40mm 药物球囊至 RCA 近段原支架处，16atm 扩张 64s，重复造影提示支架贴壁良好（图 1-10），血栓影消失，未见夹层，TIMI 血流Ⅲ级。

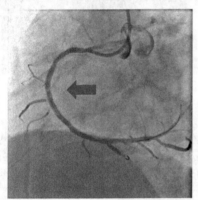

图 1-9　球囊后扩张后

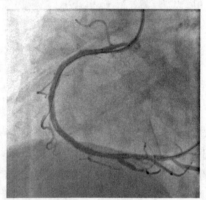

图 1-10　药物球囊后扩张后造影

　　拜阿司匹林（0.1g 1/日）联合替格瑞洛（90mg 2/日）双联抗血小板聚集，瑞舒伐他汀钙（20mg 1/晚）调脂，美托洛尔缓释片（23.75mg 1/日）降低心肌耗氧量，单硝酸异山梨酯缓释片（40mg 1/日）扩血管，兰索拉唑肠溶片（30mg 1/日）抑酸，阿卡波糖（50mg 3/日）、甘精胰岛素（14U/睡前 皮下注射）、沙格列汀（5mg 1/日）降糖等治疗，术后 3 个月电话随访，患者无特殊不适主诉。

【讨论】

　　一、患者发生极晚期支架内血栓的原因

　　支架内血栓（stent thrombosis，ST）是经皮冠状动脉介入术（percutaneous coronary intervention，PCI）术后并发症之一，临床相对少见，病死率高，根据发生时间可分为急性 ST（24 小时内）、亚急性 ST（24 小时至 30 天）、晚期 ST（30 天至 1 年）和极晚期 ST（>1 年）。

　　研究显示，ST 的发病率为 1%～2%，有 67% 的 ST 并发心肌梗死，院内病死率高达 15%。目前认为，ST 的发生主要与病变本身和介入操作两大类因素相关，且危险因素不同可能出现不同分期的 ST。其中，病变相关危险因素包括分叉病变、长病变、钙化病变和不稳定病变等；介入相关危险因素则包括支架扩张不全、支架贴壁不良（incomplete stent apposition，ISA）、支架小梁覆盖不全、支架尺寸不足、新生动脉粥样硬化及边缘残余夹层等。有研究针对药物涂层支架发生极晚期血栓风险进行评分（表1-1），并分为2组，低危组≤4分，高危组5～10分。针对本例患者，对照表1-1，该患者评分为5分，血糖控制不佳，属于发生极晚期血栓高风险患者。

表 1-1 药物涂层支架发生极晚期血栓风险评分

变量	相关性（对数风险比）	分值
肾脏疾病	1.36	3
多支架置入术	0.85	2
心梗病史	0.81	2
吸烟史	0.61	1
心脏搭桥	0.54	1
分叉病变	0.64	1
总分		10

早期非计划内终止双联抗血小板聚集疗法（dual antiplatelet therapy，DAPT）会导致ST，而DAPT与病变或支架存在相互作用，在不同情况下影响相差很大。2017年欧洲心脏病协会大会冠心病双抗治疗（更新版）建议，在稳定性冠心病的患者中不论接受何种支架，推荐持续DAPT 6个月，优先选择DES并根据PRCISE-DAPT评分决定是短时间3个月（评分≥25）还是标准的6个月，而急性冠脉综合征（acute coronary syndrome，ACS）患者建议双联抗血小板药物至少12个月，有高出血风险（评分≥25）可双联抗血小板药物6个月。一项有关DAPT药物试验的meta分析显示，延长DAPT虽能降低ST发生率，但应该根据患者个体情况而定，其推荐的最佳DAPT时间窗应该在6～30个月，据此，目前的ESC指南提出DAPT评分与PRECISE-DAPT评分（表1-2），需要根据出血与血栓风险共同决定DAPT时长。如果将下面评分与ESC指南中提到的其他危险因素（比如曾发生过ST、合并糖尿病患者弥漫病变、慢性肾脏病、至少植入3枚支架、至少处理3处病变、分叉病变植入2枚支架、支架总长度>60mm或靶病变为CTO等）进行综合判断，更有助于决定DAPT的时长与强度。本患者DAPT评分4分，应进行长期DAPT，而患者却在支架植入术后1年自行停药，也是导致支架内血栓的原因之一。

表 1-2 ESC 指南 DAPT 评分与 PRECISE-DAPT 评分

	PRECISE-DAPT 评分	DAPT 评分
评估时间	冠脉支架置入后	DAPT 持续治疗 12 个月无事件后
评估的双抗疗程	短期 DAPT（3～6 个月） vs 标准/长期 DAPT（12～24 个月）	标准 DAPT（12 个月） vs 长期 DAPT（30 个月）
分值计算	Hb　s12 11-5 11　10-5　s10 WBC　s5 8 10 12 14 16 18 s20 年龄　s50　60　70　80　s90 CrCl　100　80　60　40　20　0 出血史　No ────────── Yes 对应分值　0 2 4 6 8 10 12 14 16 18 20 22 24 26 28 30	年龄（岁） 　　≥75　　　　　　　　　−2 pt 　　65～75　　　　　　　−1 pt 　　<65　　　　　　　　0 pt 吸烟　　　　　　　　　+1 pt 糖尿病　　　　　　　　+1 pt 心梗发病　　　　　　　+1 pt PCI 史或心梗史　　　　+1 pt 紫杉醇药物洗脱支架　　+1 pt 支架直径<3mm　　　　+1 pt CHF 或 LVEF<30%　　　+2 pt 静脉支架　　　　　　　+2 pt

	PRECISE-DAPT 评分	DAPT 评分
分值范围	0～100 分	−2～10 分
进行决策的阈值建议	分值≥25→短期 DAPT 分值<25→标准/长期 DAPT	分值≥2→长期 DAPT 分值<2→标准 DAPT
计算器	www.precisedaptscore.com	www.daptstudy.org

*DAPT：双联抗血小板治疗；Hb：血红蛋白；WBC：白细胞；CrCl：肌酐清除率；PCI：经皮冠状动脉介入治疗；CHF：充血性心衰；LVEF：左心室射血分数

二、支架内血栓的处理方法

由于发生 ST 时血栓负荷较重，应尽快给予糖蛋白 Ⅱ b/Ⅲ a 受体拮抗剂（甚至是冠脉内推注）。糖蛋白 Ⅱ b/Ⅲ a 受体拮抗剂的应用可以使 PCI 相关 ST 的再灌注成功率达到 90%，并减少 ST 后再发血栓事件的发生率。

若情况允许，对靶病变进行急诊 PCI 以争取最佳疗效，但不再置入支架。建议选用稍大的球囊在低至中等压力下延长球囊扩张时间（1～2 分钟）。除非是为处理夹层、斑块或血栓移位而采取补救性措施，或存在邻近尚未处理的动脉粥样硬化病变，否则不建议再次置入支架。

为鉴别和纠正潜在的与 ST 相关的手术因素（如支架贴壁不良或膨胀不全），应强制性应用血管内超声（intravascular ultrasound，IVUS）或光学相干断层成像技术（optical coherence tomography，OCT）检查。

如果出现慢血流或无复流，应考虑选择性给予冠脉注射腺苷（30～50μg）或硝普钠（80μg）。剂量可以酌情逐渐增加，而且通常需要多次给药。在低血压患者中，为了给大剂量的冠脉内扩血管药物的应用留有余地，可考虑给予冠脉内升压药物（肾上腺素 50～200μg）。

如果 ST 发生在应用 DAT（阿司匹林和氯吡格雷）的患者中，应当认真考虑将氯吡格雷替换为疗效更强的药物，如普拉格雷或替格瑞洛。此外，在出血风险低危的患者和无明确手术相关因素影响下出现持续性 ST 的患者中，应当考虑给予终生抗血小板聚集治疗。

三、DCB 对支架内再狭窄的应用效果

已经公布的 2018 年实施 PCI 的数据显示，我国 PCI 手术数量已经达到了惊人的 90 万例，而且仍在以超过 20%的增长率迅猛发展。随着支架使用数量的增加，支架内再狭窄（in-stent restenosis，ISR）问题日益严重，在当前 ISR 治疗方案中，再次置入支架则可能引发再次 ISR 和其他多次支架置入风险，使用单纯球囊扩张术后的病灶再次出现 ISR 率也高达 27%。PACCOCATH ISR 研究 2 年随访结果证明了 DCB（药物球囊）扩张治疗冠状动脉 ISR 的安全性，且可降低再次血运重建的发生率。PEPCAD Ⅱ研究显示，DCB 治疗冠状动脉 ISR 的疗效至少与 DES 相当，耐受性良好，且不需要再次置入支架。ISAR DESIRE-3 研究显示，DCB 治疗 ISR 的疗效与 DES 相当，且 DCB 更具安全性。

DCB 通过局部向冠状动脉血管壁释放抗增殖药物，从而达到抑制血管内膜增生的效果。与药物洗脱支架（drug eluting stent，DES）相比，DCB 无聚合物基质，又无金属网格残留，从而减少内膜炎症反应，大大降低血栓形成风险，并可缩短双联抗血小板治疗的时间（DCB 术后仅需 1～3 个月双联抗血小板治疗），同时 DCB 治疗避免了异物置入，为患者保留了必要时的后续治疗机会。

四、针对该病例的反思与总结

本例患者出现极晚期支架内血栓，考虑可能与以下因素相关：①患者未戒烟，既往心梗病史；②患者 DAPT 评分为 4 分，应进行长期双联抗血小板聚集治疗，而患者一年后则停用所有

药物；③右冠病变较长，串联植入 3 枚支架，药物洗脱支架所致的再内皮化障碍，血管壁对支架涂层聚合物过敏或者产生局部慢性炎症反应，获得性晚期支架贴壁不良；④新生动脉粥样硬化斑块。遗憾的是未进行腔内影像检查，未能明确患者极晚期支架内血栓的原因。

参 考 文 献

陈韵岱，2016. 药物涂层球囊临床应用中国专家共识[J]. 中国介入心脏病学杂志，(2)：61-67.

卢长林，2012. 冠状动脉支架内再狭窄的现状与展望[J]. 中国心血管杂志，17(6)：409-412.

Baran K W，Lasala J M，Cox D A，et al，2011. A clinical risk score for the prediction of very late stent thrombosis in drug eluting stent patients[J]. Eurointervention Journal of Europcr in Collaboration with the Working Group on Interventional Cardiology of the European Society of Cardiology，6(8)：949-954.

Byrne R A，Neumann F J，Mehilli J，et al，2013. Paclitaxel-eluting balloons，paclitaxel-eluting stents，and balloon angioplasty in patients with restenosis after implantation of a drug-eluting stent (isar-desire 3)：a randomised，open-label trial[J]. Lancet，381(9865)：461-467.

Byrne R A，Serruys P W，Baumbach A，et al，2015. Report of a European Society of Cardiology-European Association of Percutaneous Cardiovascular Interventions task force on the evaluation of coronary stents in Europe：executive summary[J]. European Heart Journal，36(38)：2608-2620.

Cassese S，Byrne R A，Ndrepepa G，et al，2015. Prolonged dual antiplatelet therapy after drug-eluting stenting: meta-analysis of randomized trials[J]. Clinical Research in Cardiology，104(10)：887-901.

Cremers B，Toner J L，Schwartz L B，et al，2012. Inhibition of neointimal hyperplasia with a novel zotarolimus coated balloon catheter[J]. Clinical Research in Cardiology，101(6)：469-476.

Cutlip D E，Windecker S，Mehran R，et al，2007. Clinical end points in coronary stent trials：a case for standardized definitions[J]. Circulation，115(17)：2344-2351.

Scheller B，Hehrlein C，Bocksch W，et al，2008. Two year follow-up after treatment of coronary in-stent restenosis with a paclitaxel-coated balloon catheter[J]. Clinical Research in Cardiology，97(10)：773-781.

Unverdorben M，Vallbracht C，Cremers B，et al，2009. Paclitaxel-coated balloon catheter versus paclitaxel-coated stent for the treatment of coronary in-stent restenosis[J]. Circulation，119(23)：2986.

Valgimigli M，Bueno H，Byrne R A，et al，2018. 2017 ESC focused update on dual antiplatelet therapy in coronary artery disease developed in collaboration with EACTS[J]. Eur J Cardiothorac Surg，53(1)：34-78.

van Werkum J W，Heestermans A A，Zomer A C，et al，2009. Predictors of coronary stent thrombosis：the Dutch Stent Thrombosis Registry[J]. J Am Coll Cardiol，53(16)：1399-1409.

（潘　明　张益铭）

02 冠状动脉支架植入术后急性缺血性肠坏死1例

视点

本例为一66岁的男性患者，主因"间断胸闷气短6年，再发1个月"来诊。患者既往诊断"冠心病 不稳定型心绞痛"于右冠状动脉植入2枚支架，左主干前三叉植入双支架，此次为择期处理RCA（右冠状动脉）原支架内闭塞病变来诊。入院后择期处理右冠病变，于RCA植入3枚支架。术后患者血压波动，经药物升压及补液等治疗后好转。其后患者出现急腹症，腹部增强CT提示肠系膜上动脉狭窄，肠系膜下动脉未显示，小肠穿孔可能，经我院普外科会诊后诊断"急性缺血性肠坏死"行急诊回肠切除＋空肠造瘘＋腹腔引流术。患者住院期间各项检查提示，除严重的冠状动脉病变外，患者全身周围动脉亦有多处病变，包括腹主动脉、上下肢动脉、肠系膜动脉的慢性狭窄和闭塞。患者此次于PCI（经皮冠状动脉介入术）术后出现急性缺血性肠坏死，其原因是患者长期慢性的肠系膜缺血在PCI术后血压波动的低灌注状态和升压药物的应用后造成肠系膜缺血加重而引起急性缺血性肠坏死。本例提示，由于冠状动脉粥样硬化与外周动脉疾病有着共同的发病基础和危险因素，两者中任一一个病因的发病均提示了另一个病因发病率的显著增高，且两者的并存提示了死亡率的升高和临床预后变差。因此，在临床上，当发现任一部位的血管病变时，都应对其他部位血管病变进行临床评估，若有可疑的临床症状或体征，应当安排进一步的相关检查予以明确，并应在发现相关血管病变时在接下来的临床诊治过程中综合考虑全身血管病变来制定更优化的临床诊治方案。

【病历摘要】

患者，男性，66岁，主因"间断胸闷气短6年，再发1个月"入院。患者2012年于外院诊断"不稳定型心绞痛"行冠状动脉造影＋支架植入术，于RCA植入2枚支架。2013年再次于外院行冠状动脉造影复查，自诉支架贴壁良好，未再植入支架。术后至今规律服用阿司匹林0.1g 1/日、波立维75mg 1/日、阿托伐他汀20mg 1/晚。于2018年8月开始出现活动后胸闷气短，平地行走200米即可出现，舌下含服硝酸甘油片可缓解，2018年10月就诊于当地县医院行冠脉CTA（计算机体层血管成像）提示：左主干、LAD（左前降支）及LCX（回旋支）近中段多发硬斑块形成，管腔轻-中度狭窄，RCA（右冠状动脉）中段支架术后改变，局部管腔硬斑块形成，管腔狭窄程度难评价。患者为进一步诊治于2018年11月来我院就诊，诊断"不稳定型心绞痛"，于2018年11月22日行冠状动脉造影＋支架植入术，造影提示RCA原支架100%闭塞；左主干尾部至LAD开口、LCX开口分叉病变，狭窄程度80%～90%，Medina分型为1,1,1；RCA近段至中段可见支架影，支架内闭塞，术中于左主干分叉病变处双支架处理，余RCA原支架内闭塞病变拟择期处理（图2-1）。术后患者胸闷、气短症状好转出院，规律口服阿司匹林肠溶片（0.1g 1/日）、替格瑞洛片（90mg 2/日）、瑞舒伐他汀钙片（10mg 1/晚）、美托洛尔片（25mg 2/日）、硝苯地平控释片（30mg 1/日）。此次患者无胸闷、气短、胸痛不适，为择期处理右冠病变来诊，以"①不稳定型心绞痛，②冠状动脉支架植入术后状态，③高血压病3级（很高危组）"收住入院。

既往史、个人史及家族史：患者高血压病史3年，最高血压180/100mmHg，自诉规律服用降压药，血压控制情况未监测。阑尾切除术后26年。无吸烟饮酒史，已婚，有2子1女，无高血压、糖尿病、冠心病家族史。

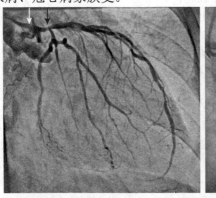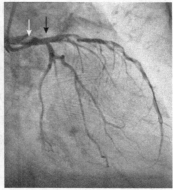

图 2-1　冠状动脉支架植入术后急性缺血性肠坏死一例，2018 年 11 月 22 日造影示左主
干分叉病变，左主干病变处双支架技术处理后

【体格检查】

体温 36.4℃，脉搏 67 次/分，呼吸频率 19 次/分，血压 157/74mmHg。神志清，精神可，心前区无隆起，心尖冲动位于左锁骨中线内侧第五肋间，心界无扩大，心律齐，心率 67 次/分，各瓣膜听诊区未闻及病理性杂音；双肺听诊呼吸音清，未闻及干湿性啰音；肝脾肋下未及，全腹无压痛反跳痛，Murphy 征阴性，移动性浊音阴性；双下肢无水肿，病理反射阴性。

【实验室检查】

血常规：WBC $8.78×10^9$/L，PLT $187×10^9$/L，Hb 161g/L；尿常规：正常；粪常规：正常；生化全项：门冬氨酸氨基转移酶（aspartate aminotransferase，AST）19U/L，丙氨酸氨基转移酶（alanine amiotransferase，ALT）17U/L，尿素氮（blood urea nitrogen，BUN）4.97mmol/L，肌酐（creatinine，Crea）76μmol/L，钾离子（kalium，K^+）3.85mmol/L，总胆固醇（total cholesterol，TC）5.52mmol/L，甘油三酯（triglyceride，TG）0.99mmol/L，低密度脂蛋白胆固醇（low-density lipoprotein cholesterol，LDL-C）3.92mmol/L，高密度脂蛋白胆固醇（high-density lipoprotein cholesterol，HDL-C）0.93mmol/L；TnI<0.01ng/ml，CKMB 2.9ng/ml，Myo 58ng/ml，NT-proBNP 191pg/ml；术前感染八项：正常；凝血功能：正常。

【辅助检查】

心电图：窦性心律，V_5～V_6 ST 段压低约 0.1mV（图 2-2）。

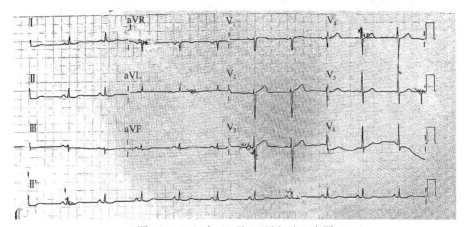

图 2-2　2018 年 12 月 24 日入院心电图

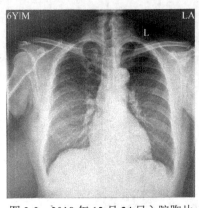

图 2-3　2018 年 12 月 24 日入院胸片

心脏超声：左房内径正常高限（左房内径 2.9cm），左室各壁运动幅度尚可，主动脉瓣钙化，左室收缩功能正常（LVEF 65%），舒张功能减低，肺动脉舒张压轻度增高（19mmHg）。

胸部正位片：双肺多发小索条，主动脉弓钙化（图 2-3）。

【诊断及诊断依据】

1. 入院诊断　①不稳定型心绞痛。②冠状动脉支架植入术后状态。③高血压病 3 级（很高危组）。

2. 诊断依据　①患者男性，66 岁，主因"间断胸闷气短 6 年，再发 1 个月"入院。②患者间断活动后胸闷气短 6 年，近 1 年余症状加重，休息及含服硝酸甘油可缓解，既往有高血压病史，2012 年于右冠植入 2 枚支架，2018 年于左主干分叉病变双支架技术处理。③此次入院后完善心梗四联检查：TnI<0.01ng/ml，CKMB 2.9ng/ml，Myo 58ng/ml，NT-proBNP 191pg/ml；心电图提示：窦性心律，$V_5 \sim V_6$ ST 段压低约 0.1mV。

3. 心脏超声　左房内径正常高限（左房内径 2.9cm），左室各壁运动幅度尚可，主动脉瓣钙化，左室收缩功能正常（LVEF 65%），舒张功能减低，肺动脉舒张压轻度增高（19mmHg）。

【治疗经过】

患者自 2018 年 11 月 22 日开始规律服用阿司匹林肠溶片（100mg /日）、替格瑞洛片（180mg 1/日）、瑞舒伐他汀钙片（10mg 1/晚）、美托洛尔片（25mg 1/日）、硝苯地平控释片（30mg 1/日），本次入院后继续给予上述药物治疗，完善检查排除手术禁忌后于 2018 年 12 月 25 日行冠状动脉造影＋支架植入术，术中穿刺右股动脉，导丝前行不畅，行右髂动脉造影显示髂动脉分叉处严重钙化伴严重狭窄（图 2-4）。遂改为右侧桡动脉入路，造影提示左主干无病变，LAD 中段最重处 60% 狭窄，LCX 中段最重处 50% 狭窄，LAD、LCX 走行区显支架影，右冠走行区显支架影，近段闭塞。术中于右冠状动脉植入 2.5mm×33mm、2.75mm×36 mm、3.0mm×18mm 支架（图 2-5、图 2-6）。术中患者收缩压波动于 160～230mmHg，先后给予硝酸甘油、硝普钠控制血压。

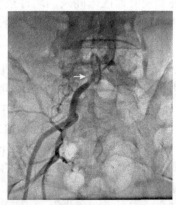

图 2-4　2018 年 12 月 25 日髂动脉分叉处严重钙化伴严重狭窄

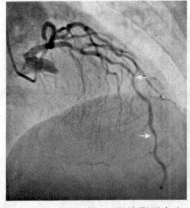

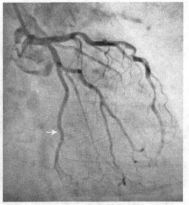

图 2-5　2018 年 12 月 25 日造影示左主干无病变，LAD 中段最重处 60% 狭窄，
LCX 中段最重处 50% 狭窄 LAD，LCX 走行区显支架影

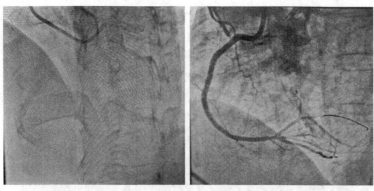

图 2-6　2018 年 12 月 25 日造影示 RCA 近段 100%闭塞，RCA 走行区可见支架影，于 RCA 植入 3 枚支架

患者当日（2018 年 12 月 25 日）于 7:00 pm 术毕返回监护中心 CCU 病房，右侧股动脉穿刺点周围可见一大小约 12cm×13cm 血肿，7:30 pm 患者诉胸闷，监护血压波动在（70～120）/（50～80）mmHg 之间，即刻复查心电图提示前壁 ST 段较前压低（图 2-7），遂急诊复查冠脉造影未见明显异常，9:20 pm 复查毕返回 CCU 病房后患者仍诉间断胸闷，血压 139/88mmHg，心率 89 次/分。11:00 pm 患者左侧桡动脉有创血压 40/30mmHg，患者右侧股动脉自 7:00 pm 术后即给予持续加压包扎，询问患者诉血肿部位疼痛，观察局部血肿较前无明显变化，复查血常规，等待结果，同时给予多巴胺 1.5μg/（kg·min），去甲肾上腺素 0.5μg/（kg·min）持续泵入，同时先后予生理盐水 500ml、聚明胶肽注射液 250ml、转化糖电解质注射液 500ml 补液治疗，11:09 pm 患者有创血压恢复至 71/53mmHg，诉胸闷逐渐改善，其后有创血压波动于（75～145）/（60～85）mmHg。11:15 pm 血常规结果回报：Hb 143 g/L，较入院（Hb 161g/L）有下降，再次复查血常规，次日 0:30 am 结果回报：Hb 137g/L，4:40 am 复查心电图与前无明显改变。完善四肢动脉彩超提示：双下肢动脉硬化，右下肢动脉血流成小慢波改变（考虑近心端梗阻）；双上肢动脉硬化，左侧桡动脉血栓形成并闭塞。为进一步明确患者血压及血红蛋白下降原因，明确是否有腹膜后血肿可能，夜间行急诊床旁腹部＋局部血肿超声检查，未探及腹膜后血肿，右侧股动脉局部肿物考虑组织液渗出为主，遂继续予升压、补液治疗，有创血压波动于（110～145）/（60～80）mmHg。

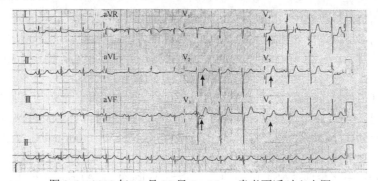

图 2-7　2018 年 12 月 25 日 7：31pm 患者不适时心电图

术后次日（2018 年 12 月 26 日）9:30 am 患者自诉腹痛，以下腹为著，伴恶心呕吐，有创血压 119/76mmHg，心率 139 次/分，继续多巴胺、去甲肾上腺素静脉泵入维持，同时予抑酸等药物对症治疗，患者腹痛无明显缓解，急诊行腹部平扫 CT 提示：回盲部腹腔内沿血管走行状气体密度影，肝左叶胆管积气，腹部增强 CT 提示：小肠穿孔可能；腹主动脉及分支粥样硬化并多发透壁溃疡形成；肠系膜上动脉及双肾动脉起始处管腔中度狭窄，肠系膜下动脉未显示；右侧髂总动脉及双侧髂内动脉起始处管腔重度狭窄；右侧股深及股浅动脉显示浅淡，闭塞可能

（图 2-8）。请普外科急会诊后，建议立即给予禁食水、胃肠减压、亚胺培南西司他丁钠注射剂 500mg/8h 静滴抗感染及补液治疗，并于当日（2018 年 12 月 26 日）7:30 pm 急诊行腹腔镜探查，可见腹腔广泛浑浊积液，远端回肠约 50cm 处肠管可见破口，可见肠液溢出，回肠肠段成缺血坏死改变，根据腹腔镜所见，考虑患者肠穿孔时间长，腹腔感染较重，遂立即开腹行回肠切除＋空肠造瘘＋腹腔引流术，术程顺利，于 2018 年 12 月 26 日 10:45 pm 完成手术。结合术中情况，术后诊断多考虑为肠系膜动脉急性缺血引起的急性缺血性肠坏死。

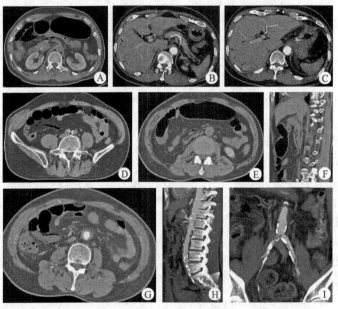

图 2-8 腹部 CT 平扫及增强示

A～F. 肝门静脉、肠系膜静脉积气：沿门静脉、肠系膜静脉走行区枯枝样气体密度影；G.增强水平轴位 MPR 图示肠气囊肿：小肠浆膜面多发囊状气体影；H.矢状位 MPR 重建图像：腹主动脉多发粥样硬化斑块，局部穿透性溃疡，肠系膜上动脉起始部管腔狭窄，肠系膜下动脉未见显影；I.冠状位 MIP 重建图像：双侧髂总动脉多发粥样硬化斑块，右侧髂总动脉起始部管腔重度狭窄

术后于 2018 年 12 月 26 日 11:00pm 转入 ICU 病房，带气管插管，接有创呼吸机辅助呼吸，给予瑞芬太尼 1mg、丙泊酚 0.5g 镇静，禁食水、胃肠减压、亚胺培南西司他丁钠注射剂（500mg/6h）静滴抗感染、去甲肾上腺素 [0.1 μg/（kg·min）静脉泵入] 升压、生长抑素 [3.5 μg/（kg·h）] 静脉泵入止血及补液、补充能量等治疗，夜间患者血压波动在（80～130）/（50～75）mmHg，心率波动在 110～130 次/分，持续给予去甲肾上腺素 0.1 μg/（kg·min）静脉泵入维持生命体征，次日（2018 年 12 月 27 日）查体患者全身花斑，查血气分析：pH 7.31，PCO_2 33mmHg，PO_2 64mmHg，HCO_3std 18.1mmol/L，碱剩余（base excess，BE）-8.8mmol/L，K^+ 6.0mmol/L，乳酸（L-lactic acid，Lac）6.0mmol/L；血常规：Hb 78 g/L，PLT $90×10^9$/L，WBC $4.53×10^9$/L；血小板比积（plateletocrit，PCT）26.24ng/ml；生化全项：AST 123 U/L，白蛋白（albumin，ALB）21.6g/L，总胆红素（total bilirubin，TBIL）45.4μmol/L，直接胆红素（direct bilirubin，DBIL）13.1μmol/L，间接胆红素（indirect bilirubin，IBIL）32.3μmol/L，BUN 11.19mmol/L，Crea 133μmol/L，K^+ 3.2mmol/L，钙离子（calcium，Ca^{2+}）1.63mol/L，血淀粉酶（serum amylase，AMY）263 U/L；凝血功能：血浆凝血酶原时间（prothrombin time，PT）18.8s，血浆凝血活酶前质（plasma thromboplastin antecedent，PTA）46%，活化部分凝血活酶时间（activated partial thromboplastin time，APTT）50.9s，D-D 1.48μg/ml，纤维蛋白原降解产物（fibrin degradation products，FDP）6.43μg/ml，降钙素原（procalcitonin，PCT）26.24 ng/ml。外科术后次日（2018 年 12 月 27 日 1:00 pm）行

持续床旁血液滤过治疗,同时滴注血浆300ml滴注补充凝血因子。患者于2018年12月28日1:00 am出现血压、心率持续下降,查体全身皮肤湿冷,花斑重,将去甲肾上腺素加量至0.2μg/(kg·min)仍不能维持,于2018年12月28日3:30 am患者家属放弃治疗,自动出院。

【讨论】

一、关于心脏介入术后急腹症患者的鉴别诊断

急腹症是指腹腔内病变,包括腹外、胸部和系统性疾病引起的急性腹痛,发病时间短于一个星期,可能需要紧急干预,如手术。急腹症的病因包括急性阑尾炎、胆石症、小肠梗阻、输尿管结石、胃炎、消化性溃疡穿孔、急性胰腺炎、憩室炎、产科和妇科疾病等。除既往常见的急腹症外,近些年因血管性疾病导致的急腹症明显增多,如腹主动脉瘤、肠系膜动脉闭塞、非阻塞性肠系膜缺血、主动脉夹层破裂等,并且死亡率较高。而在心脏介入术后的急腹症患者中,除上述常见急腹症的合并发生以外,心脏介入术的手术并发症所致急腹症也应当引起重视,例如腹膜后血肿的形成、急性肠系膜动脉栓塞。腹膜后血肿(retroperitoneal hematoma,RPH)是经股动脉穿刺行冠脉介入手术的严重并发症之一,与穿刺部位血肿、假性动脉瘤、动静脉瘘等穿刺并发症相比,其特点是难于发现,且可造成大量失血,具有较高的致死率。冠脉介入术后发生RPH的概率为0.12%～0.44%,Santi Trimarchi等的一项纳入了112 340例行经皮冠脉介入术患者的研究结果显示有0.4%的患者发生RPH,且RPH的发生使得冠脉介入术后急性心肌梗死、感染、心力衰竭以及院内死亡率均显著增高。性别为女性、体表面积<1.8m^2、急诊手术、COPD病史、心源性休克、术前使用Ⅳ肝素、术前使用糖蛋白Ⅱb/Ⅲa拮抗剂、术中采用≥8F的鞘及血管缝合器的使用均显著增加RPH的发生率,比伐卢定的使用则与RPH的发生率减少相关。同时,穿刺位置过高和血管后壁穿刺也使得RPH的发生显著增高。RPH的主要临床表现为血压下降和腹胀腹痛,有时腹部症状并不典型,仅表现为不明原因的血压下降,其最终确诊有赖于腹部CT或超声检查。虽然RPH在冠脉介入术后的发生率并不甚高,但由于其凶险性和较高的致死率,临床上在冠脉介入术后患者的管理中应该引起重视,重在预防,对于存在较多RPH发生危险因素的患者,在冠脉介入的策略选择上应予以重视和针对性的调整。

本例所述的PCI术后发生的肠系膜缺血,虽与上述的腹膜后血肿不同,并不是PCI的直接并发症,但是通过本例,应该引起一定的临床重视。在PCI术后突发急腹症患者的鉴别诊断中,这一诊断不可忽视:对于冠状动脉粥样硬化性疾病(coronary atherosclerotic disease,CAD)的患者,其发生外周动脉疾病(peripheral arterial diseases,PAD),包括肠系膜动脉疾病(mesenteric artery disease,MAD)的概率便显著增高,当患者出现腹痛症状时,便应该对肠系膜动脉病变提高警惕,具体的临床表现见"【讨论】三"。

二、关于冠状动脉粥样硬化合并外周动脉疾病的危险因素和发生率

动脉粥样硬化是一种全身性改变,可同时影响外周血管和冠状动脉,很多研究表明,PAD和CAD有着共同的病理基础和危险因素,如吸烟、高血压、血脂异常及糖尿病。2017版ESC外周动脉疾病管理指南将至少有两个主要血管区域发生具有临床意义的动脉粥样硬化改变定义为多点动脉疾病(multisite artery disease,MSAD),在CAD患者中,MSAD的发生率为10%～15%,而在下肢动脉疾病(lower extremity artery disease,LEAD)患者中,MSAD的发生率为60%～70%。在CAD患者中,颈动脉狭窄>70%的发生率为5%～9%,LEAD(ABI<0.90)的发生率为7%～16%,肾动脉狭窄>75%的发生率为4%～15%。MAD在临床实践中较为少见,关于MAD相关的研究也少之又少,一项纳入了553名65岁以上志愿者的研究显示有15%的人存在严重的腹主动脉干狭窄,而仅0.9%的人存在严重的肠系膜上动脉狭窄,1.3%的人两处均有狭窄。另一研究表明:在常规行冠脉造影检查的病人中,MAD的发生率是14%,其中11%

为主动脉干病变，3%为肠系膜上动脉病变。在LEAD患者中，有27%的人存在其中一支肠系膜动脉的≥50%的狭窄。综上所述，由于CAD与PAD有着共同的发病基础和危险因素，且很多研究表明，PAD（包括MAD）患者远较无PAD患者发生CAD的概率高，反之亦然，不同部位的PAD之间亦然。因此，在临床上，当发现任一部位的血管病变时，都应对其他部位血管病变进行临床评估，若有可疑的临床症状或体征，应当安排进一步的相关检查予以明确。

该例患者此次住院期间各项检查提示患者外周动脉广泛病变：冠脉造影发现腹主动脉-双髂总动脉分叉处严重钙化伴严重狭窄。腹部增强CT提示腹主动脉及分支粥样硬化并多发透壁溃疡形成；肠系膜上动脉及双肾动脉起始处管腔中度狭窄，肠系膜下动脉未显示。四肢动脉彩超提示双下肢动脉硬化，右下肢动脉血流成小慢波改变（考虑近心端梗阻），双上肢动脉硬化，左侧桡动脉血栓形成并闭塞。此次患者PCI术后突发肠系膜缺血，究竟是介入手术中穿刺右侧股动脉导致的异位血栓脱落而造成肠系膜动脉急性栓塞？还是肠系膜动脉在慢性狭窄基础上的急性加重？回顾我们的手术过程，穿刺右侧股动脉成功后，右侧髂动脉造影显示腹主动脉-双髂总动脉分叉处严重钙化伴严重狭窄，整个过程导丝并未通过髂动脉。结合患者各项检查结果，其全身血管均有不同程度硬化和狭窄，那么，是否是肠系膜动脉慢性狭窄基础上的急性缺血加重？加重的诱因又是什么？回顾患者术后的诊治过程，术后血压波动。PCI术后患者血压不稳定，曾有血压下降，随后使用大剂量升压药物多巴胺和去甲肾上腺素，而血管活性药物的升压原理之中，不正包括了收缩胃肠等内脏器官血管吗？到此时我们恍然大悟，此例冠脉严重病变的患者，同时合并了全身多处血管的硬化和狭窄，其中包括了肠系膜动脉，而在PCI术后，患者血压波动中的低灌注状态，以及其后的治疗方案中升压药物的应用，使得肠系膜进一步缺血加重，最终发生急性缺血性肠坏死，虽然该患者及时转至外科行急诊手术，但最终因急性缺血性肠坏死导致的肠道菌群异位造成脓毒性休克，多器官功能衰竭。在以后的临床工作中，当发现任一部位的血管病变时，都应对其他部位血管病变进行临床评估，若有可疑的临床症状或体征，应当安排进一步的相关检查予以明确。

三、关于肠系膜动脉疾病和外周动脉疾病

根据《2017 ESC外周动脉疾病诊断与治疗指南》，MAD是PAD的一个分类。MAD包括了急性肠系膜缺血和慢性肠系膜动脉疾病两类，而无论是急性还是慢性，肠系膜动脉疾病在临床上都比较隐匿，难以做出诊断，且具有较高的致死性。急性肠系膜缺血主要由肠系膜动脉栓塞引起，且大多发生在肠系膜上动脉。有很多研究表明，急性肠系膜动脉栓塞中，大部分为异位栓子脱落引起（如心房颤动患者的左房内血栓脱离），而非原位血栓形成。因此，其他部位的血管栓塞常常可以对肠系膜动脉栓塞的诊断起到一定的提示作用。急性肠系膜动脉栓塞的诊断三联征：①剧烈的腹痛和与之不相符的较轻的腹部体征；②肠鸣音亢进；③存在血栓来源的证据（如房颤病史）。由于肠系膜动脉系统存在广泛的侧支循环，急性栓塞一般较少引起肠梗阻和肠坏死。慢性肠系膜动脉疾病指腹腔干或肠系膜动脉狭窄或慢性闭塞，大部分是由动脉粥样硬化引起，随着年龄的增长，其发生率显著上升，且在存在其他部位血管的动脉粥样硬化及腹主动脉瘤的患者中亦高发，其临床表现主要为腹痛、体重减轻及腹泻或便秘。无论是急性还是慢性的肠系膜动脉疾病，其最终确诊都需要依靠CTA（计算机体层血管成像）检查，在治疗方面，可依据病情选择药物治疗、血管内介入治疗或外科手术治疗。

广义的PAD是指除了冠状动脉和主动脉之外的其他全部动脉疾病，包括上、下肢动脉疾病、颅外颈动脉及椎动脉疾病以及肠系膜动脉和肾动脉疾病，而狭义的PAD则仅仅是指LEAD。《2017 ESC外周动脉疾病诊断与治疗指南》将至少有两个主要血管区域（包括外周动脉及冠状动脉、主动脉）发生具有临床意义的动脉粥样硬化改变定义为MSAD，MSAD较单

一血管疾病的临床结局差，在临床上，当发现任一部位的外周血管病变时，都应对其他部位血管病变进行临床评估，若有可疑的临床症状或体征，应当安排进一步的相关检查予以明确。并应在发现相关血管病变时在接下来的临床诊治过程中综合考虑全身血管病变来制定更优化的临床诊治方案。

四、常用血管活性药物的作用机制及对胃肠道血流灌注的影响

血管活性药物包括了正性肌力药物、血管加压药物和血管舒张药物，有些血管活性药物兼有上述多种作用。临床上常用的血管活性药物有多巴胺、多巴酚丁胺、肾上腺素、去甲肾上腺素、去氧肾上腺素、血管加压素/特利加压素、米力农等。

去甲肾上腺素属于儿茶酚胺类药物，具有兴奋 α 和 β 受体的双重效应，兴奋 α 受体的作用相对较强，从而起到较强的升压作用，通过提升平均动脉压而改善组织灌注。去甲肾上腺素对 β 受体的兴奋作用为中度，可以提高心率、增加心脏做功，但由于其增加静脉回流充盈和对右心压力感受器的作用，可以部分抵消心率和心肌收缩力增加而导致的心脏做功增多，从而相对减少心肌氧耗。研究表明，去甲肾上腺素对肾脏功能具有保护作用并可改善内脏器官灌注，内毒素性休克的动物和临床试验均证实，去甲肾上腺素能够改善内毒素引起的外周血管扩张，增加全身和内脏器官的血流量和氧输送，改善胃肠道血流灌注。

多巴胺是去甲肾上腺素的前体，其药理作用与剂量密切相关：$0.5\sim5.0$ pg/（kg·min）的多巴胺主要可以激动多巴胺受体，使肾、肠系膜、冠状动脉及脑血管扩张；$5\sim10\mu$g/（kg·min）的多巴胺主要可以激动 β 受体，表现为心脏的正性肌力作用，增加心肌收缩力及心率。关于多巴胺能否引起胃肠黏膜缺血、加重缺氧，一直是讨论的热点。近年来的研究显示，多巴胺与去甲肾上腺素对感染性休克患者外周血流量和胃黏膜灌注的影响无明显差异。但目前的研究更倾向于去甲肾上腺素能改善内脏灌注和氧合，而小剂量多巴胺尽管可增加胃肠道血流量，但由于肠壁内血液分流以及肠道需氧量增加，反而会加重缺氧。

肾上腺素具有强烈的 α 和 β 受体的双重兴奋效应，主要表现为心肌收缩力增强，心率加快，心肌耗氧量增加，皮肤、黏膜及内脏小血管收缩，冠脉和骨骼肌血管扩张。小剂量肾上腺素 $[0.01\sim0.05\mu$g/（kg·min）] 主要激动 β_1、β_2 受体，增加心肌收缩力和心输出量，扩张周围血管，而 α 受体效应不明显；剂量增至 $0.1\ \mu$g/（kg·min）时，除 β 受体效应外，α 受体效应明显；剂量 $>0.1\ \mu$g/（kg·min）时，明显激动 α 受体，表现出强烈的周围血管收缩作用。

多巴酚丁胺具有强烈的 β_1、β_2 受体和中度的 α 受体兴奋作用，能增加心肌收缩力，提高心输出量、每搏量，心肌收缩力和心输出量增加的同时使外周阻力有所下降，有利于心肌氧供需平衡和心脏功能恢复。多巴酚丁胺通过兴奋 β_1 受体增加心输出量和氧输送，以改善器官灌注，通过兴奋 β_2 受体使肠道等器官内的血流重新分布，改善肠道缺氧，降低氧耗，使胃肠黏膜 pH 升高。在大部分临床休克病人的救治中，去甲肾上腺素是一线选择的儿茶酚胺类药物，而当同时需要增强心肌收缩时，多巴酚丁胺是一线选择的正性肌力药物。

参 考 文 献

Annane D，Ouanes-Besbes L，Backer D D，et al，2018. A global perspective on vasoactive agents in shock[J]. Intensive Care Medicine，44：833.

Bageacu S，Cerisier A，Isaaz K，et al，2011. Incidental visceral and renal artery stenosis in patients undergoing coronary angiography[J]. European Journal of Vascular & Endovascular Surgery the Official Journal of the European Society for Vascular Surgery，41：385-390.

Caro J，Migliaccio-Walle K，Ishak K J，et al，2005. The morbidity and mortality following a diagnosis of peripheral arterial disease：Long-term follow-up of a large database[J]. BMC Cardiovascular Disorders，5：14.

Duvall W L，Vorchheimer D A，2004. Multi-bed vascular disease and atherothrombosis：Scope of the problem[J]. Journal of Thrombosis & Thrombolysis. 17：51-61.

Hansen K J，Wilson D B，Craven T E，et al，2004. Mesenteric artery disease in the elderly[J]. Journal of Vascular Surgery，40：45-52.

Karetová D，Hirmerová J，Matuška J，2018. 2017 ESC guidelines on the diagnosis and treatment of peripheral arterial diseases，in collaboration with the European Society for Vascular Surgery (ESVS)：Summary of the document prepared by the czech society of cardiology and the czech society of an[J]. Cor Et Vasa，S0010865017302035.

Meer I M，Van Der，Antonio I D S，et al，2003. Risk factors for progression of atherosclerosis measured at multiple sites in the arterial tree：The rotterdam study[J]. Stroke，34：2374-2379.

Sreeram S，Lumsden A B，Miller J S，et al，1993. Retroperitoneal hematoma following femoral arterial catheterization：A serious and often fatal complication[J]. American Surgeon，59：94-98.

Thomas J H，Blake K，Pierce G E，et al，1998. The clinical course of asymptomatic mesenteric arterial stenosis[J]. J vasc.surg，27：840-844.

Trimarchi S，Smith D E，Share D，et al，2010. Retroperitoneal hematoma after percutaneous coronary intervention: Prevalence，risk factors，management，outcomes，and predictors of mortality：A report from the bmc2 (blue cross blue shield of michigan cardiovascular consortium) registry[J]. JACC Cardiovascular interventions，3：845-850.

Valentine R J，Martin J D，Myers S I，et al，1991. Asymptomatic celiac and superior mesenteric artery stenoses are more prevalent among patients with unsuspected renal artery stenoses[J]. Journal of Vascular Surgery，14：195-199.

Wiley J M，White C J，Uretsky B F，2002. Noncoronary complications of coronary intervention. Catheterization and cardiovascular interventions：official journal of the Society for Cardiac[J]. Angiography & Interventions，57：257-265.

（王淑萍　高涵翔）

03 冠状动脉痉挛致急性心肌梗死 1 例

视点

一例 58 岁女性，胸痛 3 小时，心电图示"Ⅰ、AVL 导联 ST 段抬高"明确诊断急性高侧壁心肌梗死，后就诊于我院，心电图提示：窦性心律，Ⅰ、AVL，$V_2 \sim V_5$ 导联 ST 段抬高，行急诊造影提示 LAD（前降支）闭塞，LCX（回旋支）中段至 LCX 远段，可见 80%～90% 弥漫性狭窄，呈偏心性，远端 TIMI 血流Ⅲ级。LAD 血栓抽吸后，给予球囊扩张，行支架植入术，重复造影发现支架前后痉挛，冠脉内给予硝普钠、地尔硫革，后造影提示支架前后痉挛减轻，处理 LCX 病变后再次出现支架前后痉挛，重复上述治疗后痉挛减轻。术后给予抗血小板聚集、调脂、改善冠脉痉挛等药物治疗。病例体会：①LAD 植入支架后造影发现支架前后痉挛，应给予镇痛镇静类药物以防诱发或加重痉挛；②明确为冠状动脉痉挛（coronary artery spasm，CAS）导致的低血压时，应在主动脉内球囊反搏支持下及时使用扩血管药物解除 CAS 状态，不应按照常规单独使用收缩血管的升压药物。

【病历摘要】

患者，女性，58 岁，主因"胸痛 3 小时"于 2018 年 1 月 24 日急诊入院。患者于院前 3 小时就餐时出现胸痛，伴胸闷、气短，持续不缓解，遂就诊于当地县医院，心电图示：窦性心律，Ⅰ、AVL 导联 ST 段抬高 0.1 mV（图 3-1），诊断为急性侧壁心肌梗死，遂转诊就诊于我院急诊科，心电图示：窦性心律，Ⅰ、AVL，$V_2 \sim V_5$ 导联 ST 段抬高 0.2 mV（图 3-2），诊断急性前壁侧壁心肌梗死，患者持续胸痛不缓解，以"急性前壁侧壁心肌梗死"收住。既往史：高血压病史 8 年余，最高达 180/110 mmHg，自服"硝苯地平缓释片 20 mg/日"，血压控制可；否认糖尿病、高脂血症，否认吸烟、饮酒史，否认冠心病家族史。

【体格检查】

体温 36.3℃，脉搏 70 次/分，呼吸频率 20 次/分，血压 92/59 mmHg，患者平卧位，口唇无发绀，未见颈静脉怒张，双肺呼吸音清，未闻及干湿性啰音，心前区未见明显凸起及凹陷，心界正常，心率 70 次/分，心音正常，未闻及心脏病理性杂音及心包摩擦音，肝颈静脉反流征阴性，右上腹无压痛，肝脏未触及，双下肢无水肿。

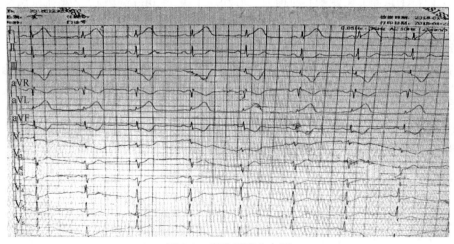

图 3-1　当地医院心电图

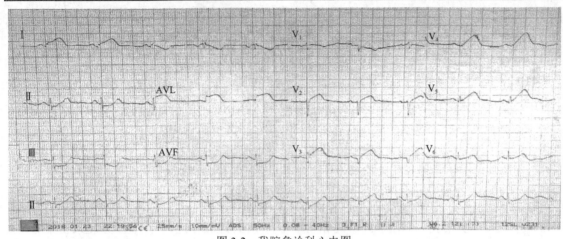

图 3-2　我院急诊科心电图

【实验室检查】

心肌标志物（发病 3 小时抽血）示：TnI 0.22ng/ml，CKMB 12ng/ml，Myo 260ng/ml，NT-proBNP 173 pg/ml，D-D 289 ng/ml。血常规：WBC 8.68×10^9/L，RBC 5.24×10^{12} /L，Hb 166g/L，PLT 117×10^9/L，血细胞比容（hematocrit，HCT）48.3%。尿常规：白细胞 3＋，白细胞定量 1789 个/μl，上皮细胞定量 70.2 个/μl，细菌定量 5383.4 个/μl。粪常规：潜血试验（－）。生化示：肝酶正常，肾功正常，TC 3.78mmol/L，TG 1.22mmol/L，LDL-C 2.13mmol/L，HDL-C 1.15mmol/L，K^+ 2.95mmol/L，Ca^{2+} 2.06mmol/L，血糖：9.58mmol/L（随机）。术前出凝血：凝血酶时间（TT）16.8s，其余正常。术前感染八项：乙肝表面抗原（hepatitis B surface antigen，HbsAg）＞250 IU/ml，抗-Hbe 0.02 S/CO，抗-HBc 11.66 S/CO，其余阴性。

【辅助检查】

1. 心电图　窦性心律，Ⅰ，AVL，$V_2\sim V_5$ 导联呈 QS 型，ST 段抬高 0.1～0.2mV。

2. 心脏超声　LVEF 41%，①左房内径增大，左室室壁瘤形成；②心包积液（微量）；③主动脉硬化；④左室收缩功能减低，舒张功能明显减低；⑤彩色血流：二、三尖瓣反流（中度）；⑥肺动脉收缩压增高（39mmHg）。

【初步诊断】

入院诊断：①急性前壁侧壁壁心肌梗死　心功能Ⅰ级（Killip 分级），②高血压病 3 级（很高危组），③低钾血症。

【治疗经过】

于当地医院给予口服拜阿司匹林 300mg、氯吡格雷 300mg，转入我院，行急诊 PCI 术。造影示：冠状动脉供血呈均衡型，右冠状动脉发育正常，右冠 TIMI 血流Ⅲ级，左冠状动脉发育正常，左冠 TIMI 血流Ⅲ级。左主干无病变，TIMI 血流Ⅲ级。LAD 中段闭塞，前向 TIMI 血流 0 级。LCX 中段至 LCX 远段可见 80%～90% 弥漫偏心性狭窄，远端 TIMI 血流Ⅲ级（图 3-3～图 3-8）。

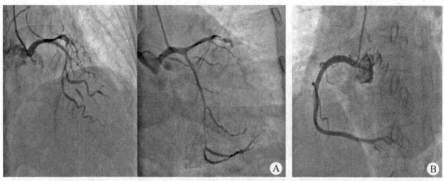

图 3-3　A.左前斜头位造影见 LAD 近段闭塞，右前斜足位造影可见 LCX 远端重度狭窄；
B.左前斜位右冠造影可见右冠状动脉正常

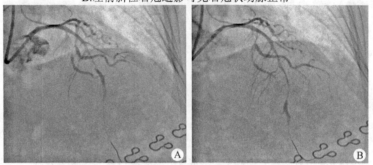

图 3-4　A.VersaTurn 导丝至 LAD 远段，LAD 血栓抽吸后，送 Sion 导丝至 D1 远段；
B. 2.5mm×20mm 球囊至 LAD 中段行 PTCA，再次血栓抽吸

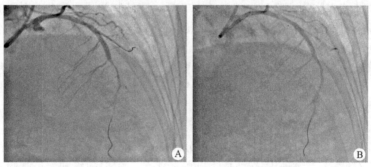

图 3-5　A.送 2.75mm×24mm 支架至 LAD 中段，以 12atm×7s 释放支架，
重复造影提示支架贴壁良好，支架前、支架后血管痉挛，远段 TIMI 血流 II 级；
B.冠脉内给予硝普钠、地尔硫䓬，重复造影示痉挛减轻，TIMI 血流 III 级

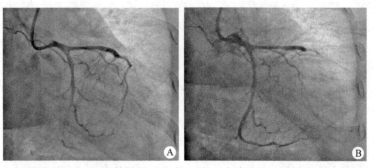

图 3-6　A.造影显示 LCX 血栓抽吸后痉挛，TIMI 血流 I 级，冠脉内给予地尔硫䓬，
送 2.0mm×20mm 行 PTCA 术；B.示植入 2.5mm×29mm 支架至 LCX 中段

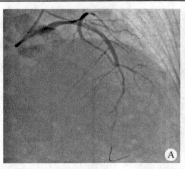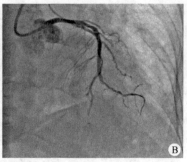

图 3-7　A. 提示 LAD 支架前后血管痉挛，前向 TIMI 血流 II 级，
冠脉内注入硝普钠、地尔硫草；B. LCX 支架后轻微夹层

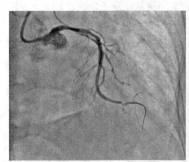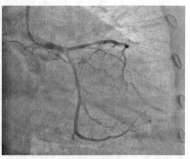

图 3-8　OM2 植入 1 枚支架，重复造影提示 LCX 支架贴壁良好，
LCX 远段闭塞，LAD 支架贴壁良好，前向 TIMI 血流 III 级

术后患者仍持续有胸闷、胸痛，伴恶心、呕吐，呕吐物为胃内容物，约 200ml，胸痛发作时，$V_4 \sim V_5$ 导联 ST 段较前抬高。听诊：双下肺可闻及湿性啰音，心率 87 次/分，律齐，各瓣膜未闻及明显病理性杂音，双下肢无水肿。给予低分子肝素 4250 IU q12h 抗凝，0.9%氯化钠注射液＋地尔硫草冻干粉 30mg 静脉泵入缓解痉挛，呋塞米 20mg 静脉注射，去甲肾上腺素静脉泵入提升血压，患者胸痛缓解不明显，停用地尔硫草静脉泵入改为尼可地尔静脉泵入，后患者胸痛症状逐渐缓解。

入院第三天，患者自诉症状较前有所改善，未再出现明显胸痛，PCT 示：0.094ng/ml，血常规示：WBC 13.85×10^9 / L，中性粒细胞百分比 80.5%，胸片示：双肺多发片絮状高密度影，考虑炎症，胸部 CT 示：双侧胸腔积液伴下肺膨胀不全，考虑肺水肿，请呼吸科会诊，在原治疗基础上加用抗感染治疗。

经上述治疗，患者病情逐渐平稳，于入院后第 6 天复查造影，LAD，LCX 走行区显支架影，LAD 及 LCX 支架前后血管痉挛较重，LAD 反复给药后痉挛仍未改善（图 3-9）。

患者再无胸痛发作，于住院第 12 天好转出院。院外长期规律服用拜阿司匹林肠溶片 100mg 1/日，氯吡格雷 75mg　1/日，瑞舒伐他汀钙 10mg　1/晚，地尔硫草片 15mg 3/日，尼可地尔 5mg 3/日。

术后患者规律随访，术后 6 个月复查造影（图 3-10），示：LAD、LCX 走形区显支架影，支架贴壁良好，膨胀完全，LCX 远段血流恢复，无残余狭窄。复查心脏彩超提示 LVEF 50%，患者再无胸闷、胸痛出现。

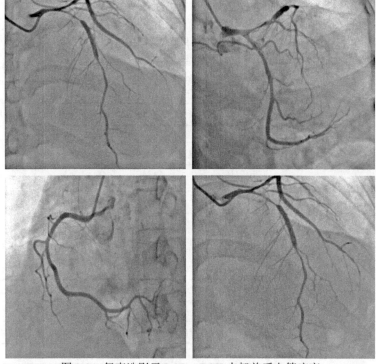

图3-9　复查造影示LAD、LCX支架前后血管痉挛

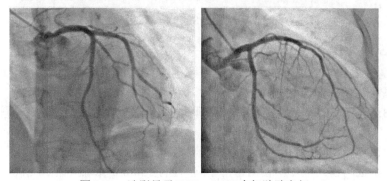

图3-10　造影显示LAD、LCX支架贴壁良好

【讨论】

一、什么是CAS，CAS危险因素

冠状动脉痉挛（coronary artery spasm，CAS）是一种病理生理状态，因发生痉挛的部位、严重程度以及有无侧支循环等差异 而表现为不同的临床类型，包括 CAS 引起的典型变异型心绞痛、非典型 CAS 性心绞痛、急性心肌梗死（acute myocardial infarction，AMI）、猝死、各类心律失常、心力衰竭和无症状性心肌缺血等，统称为冠状动脉痉挛综合征（coronary artery spasm syndrome，CASS）。

《冠状动脉痉挛综合征诊断与治疗中国专家共识》（2015）指出，吸烟和血脂代谢紊乱是CAS 肯定的危险因素，而使用含可卡因的毒品、酗酒是重要危险因素，冠状动脉粥样硬化和心肌桥则是易患因素。

二、CAS 的诊断

除极少数患者能捕捉到发作时心电图外，创伤性药物激发试验仍是目前诊断 CASS 的金标准，但国内目前缺乏相应药物，临床难以开展；积极开展非创伤性激发试验和联合负荷试验的诊断方法，逐步积累我国的经验；有条件者可积极开展创伤性诊断方法。诊断流程图参考图 3-11。

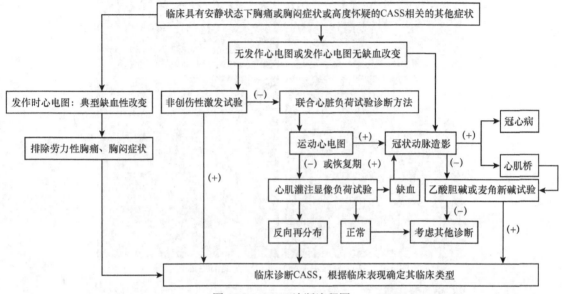

图 3-11　CASS 诊断流程图

三、CAS 的处理

1. CASS 急性发作期的处理原则是迅速缓解持续性 CAS 状态，主要包括以下方法：

（1）硝酸酯类药物：首选硝酸甘油，舌下含服或喷雾剂口腔内喷雾。

（2）CCB：短效 CCB，与硝酸酯类药物联用能提高疗效；推荐地尔硫草静滴或冠状动脉内注射。

（3）镇静镇痛药物：慎用吗啡等阿片类药物，以防止诱发或加重痉挛。

（4）抗血小板药物：应尽早使用，可予阿司匹林 300mg 和氯吡格雷 300～600mg 负荷剂量，后续阿司匹林 100mg/d 和氯吡格雷 75mg/d 常规剂量维持。

（5）并发症处理：以 AMI、恶性心律失常或者心脏骤停等急症为表现的 CASS 应及时对症抢救。

2. CASS 稳定期处理原则

坚持长期治疗，目的是防止复发，减少 CAS 性心绞痛或无症状性心肌缺血的发作，避免或降低 CAS 诱发的急性心脏事件。CASS 的防治应从病理机制和相关危险因素入手，以控制吸烟、调整血脂、抗血小板和 CCB 为主的综合防治方案。

长效 CCB 是预防 CASS 复发的主要药物，其中地尔硫草和贝尼地平可以作为首选。CASS 患者原则上不主张介入治疗。个案报告显示，中重度冠状动脉狭窄基础上合并 CAS 者可能从介入治疗中获益。

对于 CAS 诱发的持续性室性心动过速或心室颤动等所导致的心脏骤停存活患者中，在规范药物治疗下仍反复发作者，可在进行充分评估的基础上考虑植入埋藏式心律转复除颤器（ICD）。

四、经验教训

本例为中年女性，临床症状、心电图及心肌标志物的变化和演变规律均支持急性心肌梗死的诊断，长时间的痉挛不缓解，在痉挛的基础上发生血栓形成堵塞血管，远端心肌缺血缺氧而生坏死，LAD植入支架后造影已提示冠脉痉挛，仍去处理LCX病变，体现出对冠脉痉挛认识不足。

参 考 文 献

向定成，曾定尹，霍勇，2015. 冠状动脉痉挛综合征诊断与治疗中国专家共识[J]. 中国介入心脏病学杂志，23(4)，181-186.

Chu G，Zhang G，Zhang Z，et al，2013. Clinical outcome of coronary stenting in patients with variant angina refractory to medical treatment: a consecutive single-center analysis[J]. Medical Principles & Practice International Journal of the Kuwait University Health Science Centre，22(6)：pp.583-587.

Kaikita K，Ogawa H，2011. Criteria for diagnosis and treatment of patients with vasospastic angina (coronary spastic angina)[J]. Nihon Rinsho，69(69 Suppl 9)：pp.53-58.

（张益铭　张　博）

04 冠状动脉支架内再狭窄1例

视点

1例62岁女性冠心病患者，LAD（前降支）近段严重狭窄植入支架1枚，术后规律服药，术后5年内LAD反复支架内再狭窄，多次行原支架内经皮冠状动脉腔内成形术，其间于支架内狭窄处植入支架1枚，内科介入手段未能延缓或改善支架内再狭窄，最终行外科冠脉搭桥手术，术后随访1年，患者反复胸闷气短及胸痛症状明显改善。本例提示：冠状动脉支架内出现反复再狭窄者，尽可能不在原支架处再次行冠状动脉支架植入术，如果再次的经皮冠状动脉腔内成形术及支架植入后仍有原支架处狭窄情况出现，行冠状动脉旁路移植术也是较为理想的治疗方案。

【病历摘要】

患者，女性，62岁，主因"活动后胸闷、胸痛5年，加重2天"以"不稳定型心绞痛"收住入院。患者于2012年7月因晕厥在我院急诊科行心肺复苏抢救，心肺复苏成功后收住我院重症医学科进一步明确诊治，入院后反复室颤，行电复律及药物治疗后病情逐渐平稳，复查心电图提示前壁导联ST段抬高，心肌标志物阳性，心脏超声：LVEF 42%，阶段性室壁运动异常，左心扩大，左室收缩功能减低，舒张功能减低。诊断急性前壁心肌梗死，于发病后第8日行冠状动脉造影检查（第一次，见图4-1）：LAD近段节段性、偏心性80%狭窄，血流TIMI Ⅲ级，右冠状动脉及LCX（回旋支）大致正常，进3.5mm×20mm支架至LAD近段狭窄处，用（10～12）atm×5s植入，造影示支架扩张不充分，进3.5mm×10mm后扩张球囊至LAD支架内，用（12～14）atm×5s扩张支架近、中、远段，造影示支架贴壁良好，无残余狭窄，前向血流TIMI Ⅲ级。术后及出院给予阿司匹林肠溶片100mg/日，氯吡格雷75mg/日；瑞舒服他汀10mg/日；美托洛尔缓释片47.5mg/日，出院后规律服药，出院后患者仍自觉有活动后间断胸痛不适。

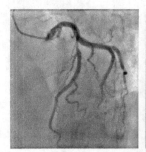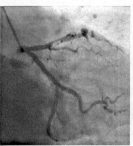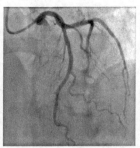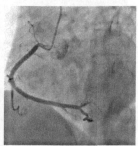

图4-1　2012年7月冠脉介入手术（第一次）

2013年5月于我院复查冠状动脉造影（第二次），提示LAD近段支架轻度内膜增生，前向血流TIMI Ⅲ级，LCX及右冠正常。出院用药：阿司匹林肠溶片100mg/日，氯吡格雷50mg/日；辛伐他汀20mg/日；美托洛尔缓释片47.5mg/日，苯磺酸氨氯地平片5mg/日。

2015年12月因反复胸闷、气短2天，患者再次于我院复查冠状动脉造影（第三次，见图4-2）：LAD近段节段性支架内狭窄，最重处90%狭窄，TIMI血流Ⅲ级，LCX及右冠正常，于LAD近段支架内行PTCA（经皮冠状动脉腔内成形术），术中送2.5mm×15mm球囊至LAD原支架处，以 12atm×4s 扩张近段原支架处，以 18atm×4s 扩张原支架处三次，送 3.5mm×12mm 后扩张球囊至 LAD 近段原支架处，先后以 18atm×4s、6atm×3s、8atm×3s 及 12atm×1s 后扩张近段支架处，送 3.5mm×15mm 后扩张球囊至 LAD 近段原支架处，以 16atm×4s 后扩张近段支架处两次，送药物球囊以 18atm×60s 后扩张 LAD 近段支架处。血小板聚集检测：ADP 21%，AA 4%，出院用药：阿司匹林肠溶片 100mg/d；氯吡格雷 75mg/d；瑞舒伐他汀 10mg/d；美托洛尔缓释片 47.5mg/d，厄贝沙坦 150mg/d，单硝酸异山梨酯缓释片 40mg/d。拟半年后复查冠脉造影。

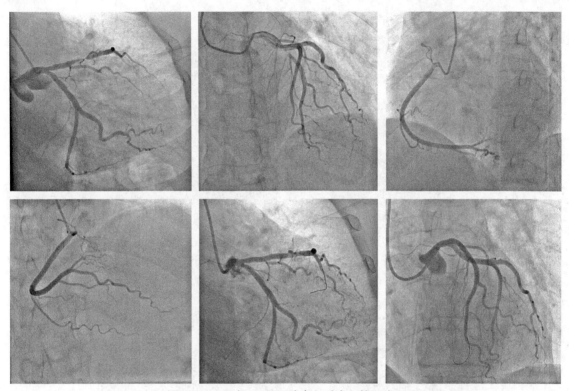

图 4-2 2015 年 12 月冠脉介入手术（第三次）

2016 年 3 月 4 日因"急性非 ST 段抬高心肌梗死"再次入院。急诊行冠状动脉造影（第四次，见图 4-3）：LAD 开口处 30% 狭窄，LAD 近段最重处 95% 狭窄，TIMI 血流Ⅲ级，属原支架内再狭窄，LCX 及右冠状动脉正常，术中送 3.0mm×15mm 后扩张球囊至 LAD 原支架处，先后以 16atm×5s、8atm×5s 及 6atm×5s 扩张近段支架处，送 3.5mm×23mm 支架至 LAD 近段原支架内，以 14atm×5s 释放支架，送 3.5mm×12mm 后扩张球囊至 LAD 近段支架处，以 16atm×5s 后扩张支架处，以 24atm×5s 后扩张近段支架处两次，以 20atm×5s 后扩张近段支架处，以 18atm×5s 后扩张近段支架处，撤出球囊，复查冠脉造影显示 LAD 近段支架贴壁良好，TIMI 血流Ⅲ级。出院用药：阿司匹林肠溶片 100mg/d，氯吡格雷 75mg/d；瑞舒伐他汀 10mg/d；美托洛尔缓释片 47.5mg/d，贝那普利片 10mg/d。

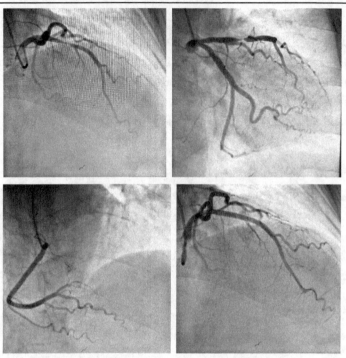

图 4-3　2016 年 3 月冠脉介入手术（第四次）

2017 年 2 月 16 日因患者仍有活动后胸闷、气短不适，再次复查冠状动脉造影（第五次，见图 4-4）：LAD 支架贴壁良好，LAD 远段 40%狭窄，LCX 开口处 40%狭窄，RCA 正常。治疗方案未调整。

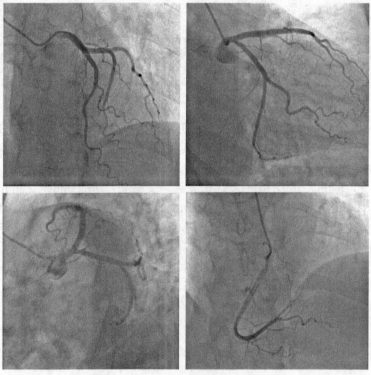

图 4-4　2017 年 2 月冠脉造影（第五次）

2017 年 4 月 25 日再次因"急性非 ST 段抬高心肌梗死"入院，入院急诊行冠状动脉造影（第六次，见图 4-5）：LAD 开口处至近段支架内节段性狭窄，最重处 95% 狭窄，LCX 开口处40% 狭窄，RCA 正常，于左主干远段至前降近段植入 3.5mm×15mm 支架 1 枚，以 12atm×5s释放支架，送 3.75mm×15mm 后扩张球囊至 LAD 近段支架处，以（16～18）atm×5s 反复后扩张支架处，反复造影提示 LAD 近段病变消失，前向 TIMI 血流Ⅲ级。出院用药：阿司匹林肠溶片 100mg/d，氯吡格雷 75mg/d；瑞舒伐他汀 10mg/d；美托洛尔缓释片 47.5mg/d；缬沙坦氢氯噻嗪片 80mg/d。

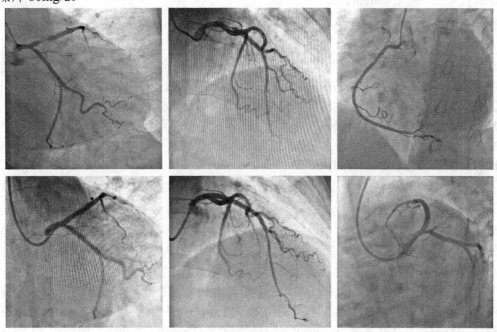

图 4-5　2017 年 4 月冠脉介入手术（第六次）

本次入院前 2 天因活动后反复胸闷、气短伴胸痛不适，于 2017 年 12 月 6 日就诊于我院急诊科，查心肌标志物：CKMB 15.08ng/ml，Myo＜30ng/ml，TnI 3.94ng/ml，NT-proBNP 16.9pg/ml，DDIM 0.11mg/L。心电图提示 V_1 及 V_2 导联呈 QS 型，前壁 V_1～V_6 导联 T 波倒置（图 4-6）。既往史：高血压病 20 余年，最高血压 180/110mmHg，用药规律控制血压，血压波动在 140/90mmHg左右。1995 年因乳腺增生行手术切除术。2005 年行开腹胆囊切除术。无吸烟及酗酒等不良嗜好。

【体格检查】

体温 36.3℃，呼吸频率 19 次/分，脉搏 74 次/分，血压 156/91mmHg。神志清，精神差，平卧位，急性病面容，心率 74 次/分，律齐，心音有力，各瓣膜区无杂音，双肺呼吸音粗，未闻及啰音，剑突下压痛明显，无反跳痛，肝脾未触及，肠鸣音 6 次/分，未闻及腹部血管杂音，双下肢无水肿。

【实验室检查】

血常规：WBC $6.46×10^9$/L，RBC $5.45×10^{12}$/L，Hb 154 g/L，PLT $135×10^9$/L，HCT 46%。尿常规正常；肝肾功能正常。血脂：TC 2.83mmol/L，TG 0.51mmol/L，LDL-C 1.14mmol/L，HDL-C 1.47mmol/L；离子：K^+ 3.41mmol/L，Na^+ 136mmol/L；随机血糖：5.92mmol/L；同型半胱氨酸（homocysteine，HCY）14.1μmol/L；血、尿淀粉酶，免疫均正常。

【辅助检查】

1. 心电图　窦性心动过缓，V_1 及 V_2 导联呈 QS 型，前壁 $V_1 \sim V_6$ 导联 T 波倒置。

2. 心脏超声　LVEF 52%，FS 27%，SV 83.5ml，LVEDV 159ml，LVESV 75.5ml，CO 5.8L/min。①PCI 术后：a.左房内径增大；b.左室前壁、室间隔心尖段及前、下室间隔中段局部变薄，回声增粗增强，运动搏幅减低，TDI 观察：Sm 速度减低；②主动脉硬化并主动脉瓣钙化形成；③左室收缩功能轻度减低，舒张功能明显减低；④彩色血流：二、三尖瓣反流（中度）⑤肺动脉收缩压增高（46mmHg）。

3. 胸部正位片　双肺纹理增重。

【诊断及诊断依据】

1. 急性非 ST 段抬高心肌梗死　活动后反复胸闷、气短伴胸痛不适 2 天；查心肌标志物提示 CKMB 15.08ng/ml，Myo＜30 ng/ml，TnI 3.94 ng/ml，NT-proBNP 16.9 pg/ml，D-D 0.11mg/L；心电图提示 V_1 及 V_2 导联呈 QS 型，前壁 $V_1 \sim V_6$ 导联 T 波倒置。

2. 冠状动脉支架植入术后状态　患者既往因急性心肌梗死行支架植入术。

3. 高血压病 3 级（很高危组）　高血压病 20 余年，最高血压 180/110mmHg，用药规律控制血压，血压波动在 140/90mmHg 左右。

【治疗经过】

患者来急诊科后完善心肌标志物及心电图结果，结合患者既往冠状动脉病变情况，建议急诊复查冠脉造影检查，术前给予口服替格瑞洛 180mg，阿司匹林 300mg，冠脉造影检查提示（第七次，见图 4-6）：LAD 近段支架内节段性狭窄，最重处 95%，远端 TIMI 血流 I 级，LCX 开口处 50% 狭窄，远端 TIMI 血流 III 级，右冠状动脉正常，于 LAD 近段支架内及 LCX 开口处行 PTCA，多体位造影提示 LAD 近段支架内狭窄显著改善，LCX 开口处病变显著改善，前向 TIMI 血流 III 级。术后患者自觉胸闷、气短及胸痛较前明显好转。术后给予阿司匹林肠溶片 100mg/d，替格瑞洛 180mg/d；阿托伐他汀 40mg/d；美托洛尔缓释片 23.75mg/d，厄贝沙坦 150mg/d。

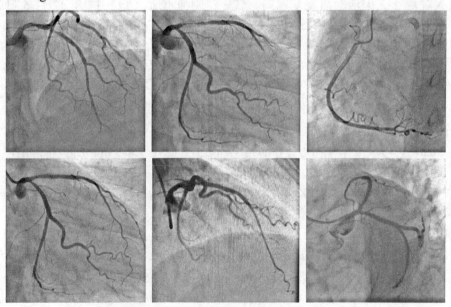

图 4-6　2017 年 12 月冠脉介入手术（第七次）

考虑患者 LAD 多次支架内再狭窄，请心血管外科医师会诊讨论后建议择期行冠状动脉旁路移植术（coronary artery bypass grafting，CABG）。与患者及家属沟通病情后同意行冠状动脉旁路移植术。转心血管外科后于 2017 年 12 月 14 日行非体外循环下主动脉-冠脉旁路移植术，术中行：①乳内动脉→LAD；②升主动脉→大隐静脉→钝缘支→后降支。术后恢复良好，于 2017 年 12 月 25 日病情好转出院。

【随访】

患者自冠状动脉旁路移植术后，共随访 15 个月，其间患者偶有气短，余无特殊不适。

【讨论】

一、冠状动脉支架内再狭窄的类型及常见原因

冠状动脉支架内再狭窄（in-stent restenosis，ISR）是指冠状动脉支架因动脉损伤而逐渐再狭窄伴新生内膜组织增生。ISR 是经皮冠状动脉介入治疗（percutaneous coronary intervention，PCI）术后较复杂的并发症。临床再狭窄定义为冠状动脉管腔直径大于 50%的狭窄，并伴有以下特点：再发心绞痛，客观的缺血证据（如心电图改变），FFR 小于 0.8，即使在没有临床症状或体征的情况下 IVUS（血管内超声）最小横截面积小于 4mm^2（左主干<6mm^2）或再狭窄（管腔直径减少>70%）。根据 Mehran 对 ISR 病变的形态学分类有以下 4 类：Ⅰ型包括局灶性病变（长度≤10mm），Ⅱ型支架内 ISR>10mm，Ⅲ型支架内 ISR>10mm 并且延伸至支架外，Ⅳ型完全闭塞 ISR。PCI 术后药物图层支架（drug-eluting stent，DES）发生 ISR 的平均时间是 12 个月，金属裸支架（bare-metal stent，BMS）在 PCI 术后发生 ISR 的平均时间为 6 个月。

ISR 的精确判断常使用的技术有 IUVS，OCT 及冠状动脉血流储备分数（fraction flow reserve，FFR）评价。其中，FFR 常用于有争议的病例与血管造影中度或不确定的 ISR。

发生 ISR 的原因有以下几方面：①患者方面包括女性，年龄，合并糖尿病，多支冠状动脉病变，慢性肾功能不全等；②冠脉病变方面包括血管偏小，开口病变，斑块负荷重，支架植入后残余斑块，已发生过再狭窄，钙化病变等；③手术操作方面包括支架长度，过度扩张使支架拉直血管，残余狭窄，支架贴壁不良，支架断裂，支架重叠等。其他原因还有患者术后未规律使用抗血小板聚集及他汀类药物，氯吡格雷的生物利用度低，术后长期吸烟影响支架内膜化进程，高血脂，高血压等。本例中患者于首次 PCI 术后 9 个月复查冠脉造影提示原支架内轻度内膜增生，术后 40 个月出现支架内严重再狭窄，后期多次住院检测血脂正常偏低，规律服药。患者在发生 ISR 在冠脉介入手术中应首选使用较为精准的手段（如 IVUS、OCT 或 FFR）判断支架内再狭窄的特点，从而进一步采取合理的处理策略，本案例的不足是多次的冠脉介入手术未使用冠脉内影像检查更精确的评估。

二、冠状动脉支架内再狭窄治疗策略的选择

ISR 的治疗首先是基于患者的临床症状，并非完全取决于血管造影的结果。控制存在的危险因素是治疗的基础，在发生 ISR 后药物治疗作用有限（包括双抗及他汀类药物）。对于有临床症状的患者，ISR 的治疗策略中对于 FFR 的评估应该为首选。有研究提示对于无症状的中度 ISR 患者再次干预后从中获益不大，从 ISR 的功能意义上评估建议选择 FFR，前瞻性研究发现对于 ISR 患者评估 FFR>0.75，推迟行血运重建是安全且合适的。

普通球囊扩张血管成形术（plain old balloon angioplasty，POBA）是早期处理 ISR 的手段，对于临床危重患者选择 POBA 具有简便、易操作且可以反复多次使用的优点，在操作中常推荐的球囊直径与血管直径为 1.1∶1。但也存在一些弊端，如支架边缘的相关损伤，POBA 的 ISR 发生率较高。随着技术的进步，药物球囊（drug-eluting balloon，DEB）的使用克服了 POBA

的一些弊端，与 POBA 相比较，DEB 可明显降低 ISR 患者的死亡率。DEB 可以减少抗血小板治疗的时间，降低药物相关的出血风险。此外，对于局限性 ISR 可选择切割球囊血管成形术（cutting balloon angioplasty，CBA）作为治疗方案，小样本的研究纳入 ISR 患者行 CBA 治疗，随访 6~12 个月的冠脉造影，结果提示局限性狭窄患者 ISR 发生率明显低于弥漫性狭窄患者。对于严重的 ISR，支架内再次行支架植入是否为合理的手段，目前尚无定论，多层支架可能导致炎症加重，血管壁损伤，靶血管重建及支架内血栓等风险。对于确定需要支架植入解决 ISR 的策略中，2005 及 2009 的 ACC/AHA 及 2005ESC 的血管造影及干预指南中提出，对于 ISR 推荐植入 DES，无论之前植入的是 BMS 还是 DES，对于多支冠脉出现 ISR，狭窄反复出现也考虑行 CABG。本例患者仅 LAD 近段狭窄，植入支架后反复支架内再狭窄，后累及 LAD 开口处，ISR 处再次支架植入及多次 PTCA 后仍有狭窄，考虑经皮冠脉介入手段治疗效果不理想，可选择 CABG 治疗方案。

参 考 文 献

Alfonso F，Byrne R A，Rivero F，et al，2014. Current treatment of in-stent restenosis. [J]. Journal of the American College of Cardiology，63(24)：2659-2673.

Alfonso F，Scheller B，2013. Management of recurrent in-stent restenosis: onion skin full metal jacket?[J]. Eurointervention，9(7)：781-785.

Ateş H，Duygu H，Caker S，et al，2011. The efficiency of cutting balloon angioplasty in the treatment of in-stent restenosis[J]. Anadolu Kardiyol Derg，11(5)：436-440.

Dangas G D，Claessen B E，Caixeta A，et al，2010. In-stent restenosis in the drug-eluting stent era [J]. J Am Coll Cardiol，56：1897-1907.

Gao S，Shen J，Mukku V K，et al，2016，Efficacy of Drug-Eluting Balloons for Patients With In-Stent Restenosis：A Meta-Analysis of 8 Randomized Controlled Trials[J]. Angiology，67(7)：612-621.

Indermuehle A，Bahl R，Lansky A J，et al，2013.Drug-eluting balloon angioplasty for in-stent restenosis: a systematic review and meta-analysis of randomised controlled trials[J].Heart，99(5)：327-333.

Lee M S，Banka G，2016.In-stent Restenosis[J].Interv Cardiol Clin，5(2)：211-220.

Lee M S，Pessegueiro A，Zimmer R，et al，2008.Clinical presentation of patients with in-stent restenosis in the drug-eluting stent era[J].J Invasive Cardiol，20：401-403.

Lopez-Palop R，Pinar E，2004. Utility of the fractional flow reserve in the evaluation of angiographically moderate in-stent restenosis[J].Eur Heart J，25(22)：2040-2047.

Mehran R，Dangas G，Abizaid A S，et al，1999.Angiographic patterns of in-stent restenosis: classification and implications for long-term outcome[J].Circulation，100：1872-1878.

Nam C W，Rha S W，Koo B K，et al，2011.Usefulness of coronary pressure measurement for functional evaluation of drug-eluting stent restenosis[J].Am J Cardiol，107(12)：1783-1786.

Nicolais C，Lakhter V，Virk H U H，et al，2018.Therapeutic Options for In-Stent Restenosis[J].Current Cardiology Reports，20(2)：7.

Uchida T，Popma J，Stone G W，et al，2010.The clinical impact of routine angiographic follow-up in randomized trials of drug-eluting stents: a critical assessment of "oculostenotic" reintervention in patients with intermediate lesions[J].JACC Cardiovasc Interv，3(4)：403-411.

（潘晨亮　张　博）

05　急性冠脉综合征合并贲门黏膜撕裂综合征

视点

一例 60 岁男性，以急性非 ST 段抬高心肌梗死收住入院，患者院外有少量呕血，入院后患者仍胸痛，急诊造影提示 LCX（回旋支）近端至中段 80% 弥漫狭窄，远端 TIMI 血流Ⅲ级，术中再次呕血 500ml，考虑患者 TIMI 血流Ⅲ级，术中未植入支架，术后患者反复呕血并伴有血凝块，考虑 Mallory-Weiss 综合征（贲门黏膜撕裂综合征），请消化科、介入科会诊后给予对症治疗，患者仍反复呕血，并出现失血性休克。治疗面临极大困难：①患者急性心肌梗死合并 Mallory-Weiss 综合征是否需要停用抗血小板药物；②患者反复呕血，内科治疗无效的情况下如何止血，药物的选择；③ACS（急性冠脉综合征）急性期胃镜检查及治疗是否安全可行。

【病历摘要】

患者，男性，60 岁，主因"间断胸闷气短 5 年，加重伴胸痛 23 小时"于 2018 年 1 月 24 日入院。患者于 5 年前活动后出现胸闷伴气短症状，休息后即缓解，未予以重视，本次入院前 23 小时，患者休息时出现胸前区疼痛，范围波及整个胸前区，为压榨样，伴气短恶心、干呕，自行含服"丹参滴丸 2 粒"，上述症状持续约 2 小时缓解；约 2 小时后上述症状再次发作，持续不缓解，遂于发病 6 小时（即入院前 17 小时）就诊当地县人民医院，行心电图示："$V_1 \sim V_4$ 导联 ST 压低 0.1mV"，查心肌标志物均阳性，诊断为"急性心肌梗死"，给予口服药物及输液治疗（具体药物及剂量不详）后症状逐渐缓解，于就诊我院前 7 小时，患者出现恶心伴呕血两次，呕血量共计 300ml，当地医院建议转院治疗，于发病 23 小时转诊我院急诊科，查心肌标志物：CKMB 239ng/ml（正常值范围 2.0～7.2ng/ml），Myo 145 ng/ml（正常值范围 23～112ng/ml），TnI 5.6 ng/ml（正常值范围 0.010～0.023ng/ml），NT-proBNP 766 pg/ml（正常值范围 300～900pg/ml），以"急性非 ST 段抬高心肌梗死（non ST-elevation myocardial infarction NSTEMI）"收住心内科。既往史：高血压病史 10 年，最高血压"200/110mmHg"，自诉规律服用"卡托普利 25mg 2/日"降压，血压控制可；类风湿性关节炎 20 余年，平素规律服用药物；本次入院前 4 个月，当地医院胃镜检查提示慢性胃炎伴糜烂，既往吸烟史 30 余年，10 支/日，戒烟 20 年。

【体格检查】

体温 36.3℃，呼吸频率 18 次/分，脉搏 88 次/分，血压 92/61mmHg，神志清，精神差，平卧位，急性病面容，面色及眼睑略苍白，双肺呼吸音粗，未闻及啰音，心界不大，心率 88 次/分，律齐，心音有力，各瓣膜区无杂音，剑突下有压痛，无反跳痛，肝脾未触及，肠鸣音 6 次/分，未闻及腹部血管杂音，双下肢无水肿。

【实验室检查】

血常规：WBC 5.75×10^9/L，RBC 3.33×10^{12}/L，Hb 111g/L，PLT 147×10^9/L，HCT 32%。尿常规：正常；粪常规：潜血试验 2＋；肝功能 AST：196U/L，余正常；肾功能：BUN 9.52mmol/L，Crea 78μmol/L，尿酸（uric acid，UA）236mmol/L，血脂：TC 3.05mmol/L，TG 0.67mmol/L，LDL-C 1.8mmol/L，HDL-C 0.97mmol/L；离子：K^+ 4.54mmol/L，Na^+ 130mmol/L；随机血糖：5.81mmol/L；HCY：12.2μmol/L；血、尿淀粉酶，免疫均正常。

【辅助检查】

心脏超声：左房内径轻度增大，心包积液（少量），左室收缩功能正常（LVEF 57%），左室及右室舒张功能减低（E/A＜1），主动脉瓣反流（轻度）。胸部正位片：双肺纹理增重。腹部及门静脉超声未见明显异常。心电图示：V_1～V_4 导联 ST 压低 0.1mV（图 5-1）。

【诊断及诊断依据】

入院诊断： ①急性非 ST 段抬高心肌梗死，②急性上消化道出血，③高血压 3 级（很高危组）。

诊断依据： 患者男性，60 岁，主因"间断胸闷气短 5 年，加重伴胸痛 23 小时"入院，入院当天患者有呕血病史；入院查心肌标志物：CKMB 239ng/ml（正常值范围 2.0～7.2ng/ml），Myo 145 ng/ml（正常值范围 23～112ng/ml），TnI 5.6 ng/ml（正常值范围 0.010～0.023ng/ml），NT-proBNP 766 pg/ml（正常值范围 300～900pg/ml）；心电图：V_1～V_4 导联 ST 压低 0.1mV（图 5-1），既往患者高血压病史 10 年，最高血压"200/110mmHg"。

【治疗经过】

入院后半小时再次出现胸痛症状，复查心肌标志物较前升高，考虑患者入院后血压低 85/60mmHg，与患者家属沟通后建议先行冠脉造影检查明确冠脉病变，根据冠脉造影结果决定是否急诊行经皮冠状动脉支架植入术。术前给予阿司匹林 100mg，替格瑞洛 180mg，注射用兰索拉唑 30mg 静滴，铝镁加混悬液 1.5g 口服，术前给予普通肝素 1000U 行冠脉造影检查提示（图 5-2）：冠状动脉供血呈均衡型，RCA（右冠状动脉）中段 50%阶段性狭窄，LAD 中段 60%节段性狭窄，LCX 近端至中段 80%弥漫狭窄，远端 TIMI 血流Ⅲ级，术中呕血量为 500ml，有创压 70/50mmHg，未置入支架，给予重酒石酸去甲肾上腺素 30μg/（kg·min）静脉泵入，血压维持在 90/60mmHg 左右，术后禁食水，建立静脉通道、胃肠减压，给予晶体液 2500ml、胶体液补液 500ml，输红细胞 2U，请消化科会诊考虑因溃疡引起上消化道出血，建议：0.9%氯化钠注射液 100ml＋艾司奥美拉唑钠冻干粉 40mg 2/日静滴；待急性心肌梗死病情稳定后行胃镜检查。当日（2018 年 1 月 24 日）8:00pm 复查血常规：WBC $6.5×10^9$/L，RBC $2.62×10^{12}$/L，Hb 86g/L，HCT 25%，PLT $139×10^9$/L。

入院第二天（2018 年 1 月 25 日）4:00am，患者两次黑便 400ml，再次复查血常规：WBC $9.34×10^9$/L，RBC $2.43×10^{12}$/L，Hb 78g/L，HCT 22.9%，PLT $110×10^9$/L。生化：ALB 30.5，Urea 15.23mmol/L，Crea 87μmol/L，8:00am 再次解黑色稀便 300ml，8:15am 再次呕血约 400ml，查体：体温 36.6℃，血压 94/64mmHg，脉搏 92 次/分；行胃肠减压引出暗红色血液 200ml，给予红细胞 2.5U，艾司奥美拉唑冻干粉 16mg/h 静脉泵入，甲氧氯普胺 10mg 肌注，给予聚明胶肽 500ml 静滴，5%葡萄糖注射液 150ml＋卡络磺钠 60mg 静滴，生长抑素 0.25mg/h 静脉泵入，5:30pm 患者再次呕出鲜红色血液 400ml，给予聚明胶肽 500ml，生理盐水 250ml 静滴，立即复查血常规：WBC $12.68×10^9$/L，RBC $2.36×10^{12}$/L，Hb 79g/L，HCT 21.7%，PLT $72×10^9$/L。8:50pm 再次给予红细胞 2U，血浆 225ml，再次请消化内科会诊，建议：①输血治疗；②给予艾司奥美拉唑 8mg/h 持续静脉泵入，卡络磺钠 40mg 静滴，蛇毒血凝酶 1U 静脉注射，停氯吡格雷，继续纠正休克等治疗。输红细胞 2U，血浆 225ml。

入院第三天（2018 年 1 月 26 日），0:40am 患者解出血便约 400ml，6:00am 再次便血 600ml，患者精神差，神志淡漠，复查血常规：WBC $19.19×10^9$/L，RBC $1.91×10^{12}$/L，Hb 58g/L，HCT 17.4%，PLT $49×10^9$/L。生化：ALB 23.7，Urea 14.47mmol/L，Crea 88μmol/L，10:00am 患者再次呕血约 600ml，并伴有血凝块，患者血压进行性下降，将去甲肾上腺素增加至 20μg/（kg·min），并继续给予补液治疗，再次请消化科会诊后建议待患者病情稳定后择期行胃镜检查。考虑患者反复呕血，呕血物有血凝块，且患者血压进行性下降，为明确上消化道出血原因请普外科会诊，会诊建议急诊行胃镜检查。胃镜下可见：近贲门的齿状线小弯侧约 1cm 的纵行溃疡伴黏膜撕裂，局部黏膜红肿,其旁0.5cm处有0.5cm纵行溃疡,以上溃疡局部形成血凝块正在渗血,于此部位放置5枚钛夹止血,再未见渗血、出血(图5-3~图5-5)。术后即拔除胃肠减压,停止生长抑素,给予红细胞3U,冷冻血浆375ml纠正贫血。7:00pm患者解出血便300ml,经补液治疗后患者血压逐渐上升,至7:00pm去甲肾上腺素逐渐减量至12μg/(kg·min)。

入院后第4天(2018年1月27日),给予红细胞200ml,逐渐停去甲肾上腺素泵入,血压维持在(90~110)/(50~60)mmHg。生命体征平稳,停静脉艾司奥美拉唑钠改为口服艾司奥美拉唑肠溶片。

出院时(2018年2月07日),患者再无胸痛症状,复查血常规:WBC 3.81×10⁹/L,RBC 3.0×10¹²/L,Hb 92g/L,HCT 28.4%,PLT 196×10⁹/L,生化:ALB 34g/L,Urea 4.94mmol/L,Crea 59μmol/L;心肌标志物阴性。考虑患者贫血未完全纠正,贲门黏膜撕裂伤口未完全愈合,建议患者出院后1个月复查胃镜后再行PCI术。出院诊断:急性非ST段抬高心肌梗死Mallory-Weiss综合征,失血性休克,高血压3级,很高危。

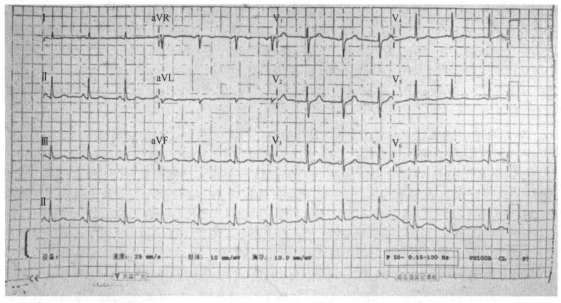

图5-1 入院心电图

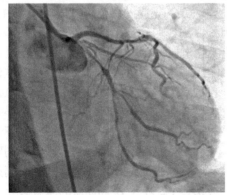

图5-2 急诊造影可见LCX中重度狭窄

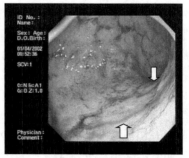

图5-3 内镜下可见黏膜活动性出血

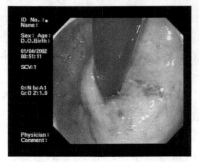

图 5-4　内镜下可见贲门黏膜撕裂

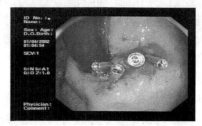

图 5-5　钛夹止血后再无活动性出血

【诊治思维】

Mallory-Weiss 综合征是指剧烈干呕、呕吐等原因使腹内压突然上升，造成胃的贲门、食管远端的黏膜和黏膜下层撕裂、并发大量出血，称为食管贲门黏膜撕裂综合征。ACS 合并上消化道出血并不少见，出血是死亡及其他不良事件的预测因素，出血导致的死亡风险与缺血和心肌梗死相当。ACS 合并出现上消化道出血，给予输血治疗，其间被迫停用抗血小板聚集药物，出血事件引发的贫血、输血率增加和停止抗血小板药物应用，均能导致近、远期病死率增加，因此在治疗中的诸多矛盾对治疗就显得十分棘手。

一、ACS 合并 Mallory-Weiss 综合征或其他消化道出血时，急诊造影及 PCI 术的适应证

当 ACS 合并 Mallory-Weiss 综合征及其他消化道出血时，ACS 急性期的死亡率与消化道大出血的发生率近似，制止出血与预防缺血同等重要。因此在 ACS 合并 Mallory-Weiss 综合征及其他消化道出血时，风险评估是决定治疗的关键环节，目前指南中推荐在不稳定型心绞痛和急性非 ST 段抬高心肌梗死患者中对缺血风险评估推荐 GRACE 评分，对出血风险评估推荐 CRUSADE 评分。本病例中患者入院后出现血压下降，再次出现心绞痛症状，GRACE 评分 169 分，属于高危患者；CRUSADE 评分 49 分，属于高危，考虑患者缺血症状较重，遂先急诊造影判断血管狭窄程度，再根据造影结果评估是否行 PCI 术。

二、何时停用抗血小板聚集药物，何时再次启动抗血小板治疗

发生消化道损伤时，是否停用抗血小板药物需要根据消化道损伤的危险和心血管疾病的危险进行个体化评价。如患者发生活动性出血，常常需要停用抗血小板药物直到溃疡愈合。但某些患者停用抗血小板药物会增加血栓事件的风险，尤其是 ACS、置入裸金属支架 1 个月内、药物涂层支架 6 个月内的患者，建议尽量避免完全停用抗血小板药物。严重出血时，阿司匹林和氯吡格雷可以安全停用 24 小时，在这期间，评估持续性出血风险，主要是进行内镜检查。根据胃黏膜损伤程度，出血 1～2 天内重新服用氯吡格雷，1～2 周内服用阿司匹林。当严重消化道出血威胁生命时，可能需要停用所有的抗凝和抗血小板药物，停药 3～5 天后，如出血情况稳定，可重新开始使用阿司匹林或氯吡格雷，尤其是心血管病高危风险患者。阿司匹林导致的消化道出血在经过质子泵抑制剂（PPI）治疗和（或）内镜下止血 24 小时后，在严密的监测下，至少观察 24 小时，如没有发生再出血，可重新开始抗血小板治疗，但需与 PPI 联合，同时要密切监测患者出血复发的可能。Eikelboom 等的研究发现，发生大出血患者在最初 30 天病死率是无大出血者的 5 倍，30 天至 6 个月的病死率分别为 4.6% 与 2.9%，伴有贫血的患者较无贫血的更容易发生出血事件。

三、PPI 药物的选择

联合不同 PPI 均影响氯吡格雷的抗血小板聚集作用，其中奥美拉唑的抑制作用最强。2009

年至今，美国食品药品管理局（FDA）警示氯吡格雷不应与奥美拉唑（艾司奥美拉唑）联合使用，但不包括其他的 PPI。对于消化道出血高危患者需联合 PPI 时，建议避免使用 CYP2C19 抑制作用强的 PPI，如奥美拉唑和艾司奥美拉唑，但如果出现消化道大出血，仍然首选奥美拉唑和艾司奥美拉唑。

四、是否输血

是否输血，不仅仅取决于血红蛋白的含量，更取决于患者的症状（如是否存在血容量不足所导致的胸痛、晕厥、短暂性脑缺血发作等）和缺血并发症（如瓣膜性心脏病和心衰）。既往有文献显示，输血是院内与 1 年病死率的独立预测因子，ACS 患者接受输血将导致 30 天死亡风险增加近 4 倍。Sunil V.Rao 等根据贲门黏膜撕裂综合征 GUSTO Ⅱ b、PURSUIT 和 PARAGON 三项大型临床试验的结果，纳入了 24 112 名 ACS 患者，其中 2401 人接受了输血治疗，与未输血者相比，输血者死亡率及再发心梗概率更高，在校正上述危险因素后，输血者 30 天内死亡或再发心梗的危险比为 2.92，95％CI 为 2.55 到 3.35。在急性冠状动脉综合征抗栓治疗合并出血防治多学科专家共识中强调，对血流动力学稳定的 ACS 患者，血细胞比容＞25％或血红蛋白浓度＞80g/L 者予以输血治疗可能对预后产生不利影响。因此，在相应消化道出血的 ACS 患者中应根据患者具体情况，权衡利弊，谨慎决定。

五、ACS 早期内镜检查是否安全

ACS 合并上消化出血早期内镜检查是安全的。当无进行性心肌缺血和心衰有关的低氧血症时，早期（24 小时内）内镜检查和治疗可降低出血、输血和外科手术风险。对喷射状活动性出血、血管裸露、活动性渗血、血凝块附着，应积极实施内镜下止血治疗，对于缺血风险高危者应推迟内镜下检查或治疗，并进行相关风险评估，每 24～48 小时重新评估 1 次是否行内镜检查。根据心脑血管疾病与消化道出血的危险程度，优先处理危及生命的病变；合并 BARC 出血分型≥3 型或内镜检查提示为高危（Forrest Ⅰ～Ⅱ b）的患者，应在严密监测及生命体征平稳的条件下于 24～48 小时内行内镜检查（严重出血 12 小时以内），以便尽早明确诊断和进行必要的干预。

【治疗策略的思考】

抗血小板、抗凝治疗是未接受或已接受 PCI 治疗的 ACS 患者的主要治疗手段之一。当 ACS 合并 Mallory-Weiss 综合征及其他消化道出血时，止血、输血治疗又成为主要治疗措施。因此，ACS 合并消化道出血患者的治疗显得极为矛盾，选择合适的处理策略就显得更为重要。对于本例患者院前有消化道少量出血，入院后患者胸痛症状加剧，为明确血管病变先行造影检查提示犯罪血管未完全闭塞（LCX 近端至中段 80％弥漫狭窄），远端 TIMI 血流Ⅲ级，考虑患者消化道出血原因不明确且未能控制，未急于行 PCI 术。此外，患者出现上消化道大出血，在内科药物保守治疗无效的情况下尽早行内镜下止血治疗证实是安全且有效的，对于 ACS 合并消化道出血患者，在明确病因情况下应积极介入治疗出血。

参 考 文 献

中国医师协会心血管内科医师分会，2016. 急性冠状动脉综合征抗栓治疗合并出血防治多学科专家共识[J]. 中华内科杂志，55(10)：813-824.

Antonio G，Rao S V，2010. Incidence，outcomes，and management of bleeding in non-ST-elevation acute coronary syndromes[J]. Cleve Clin J Med，77(6)：369-379.

Barkun A N，Marc B，Kuipers E J，et al，2010. International consensus recommendations on the management of patients with nonvariceal upper gastrointestinal bleeding[J]. Ann Intern Med，152(2)：101-113.

Eikelboom J W，Mehta S R，Anand S S，et al，2006. Adverse impact of bleeding on prognosis in patients with acute coronary syndromes[J]. Circulation，114(8)：774-782.

Rao S V，Jollis J G，Harrington R A，et al，2004. Relationship of blood transfusion and clinical outcomes in patients with acute coronary syndromes[J]. JAMA，292(13)：1555-1562.

（牛镜磊　张　博　潘晨亮）

06 急性心肌梗死室间隔穿孔主动脉球囊反搏泵支持后出血死亡1例

视点

本例为一67岁男性,14天前有前壁心肌梗死史,2天来患者胸痛反复发作,伴有胸闷、气短,合并有室间隔穿孔,请心外科医生急会诊后,认为不适外科修复手术,遂急诊置入主动脉内球囊反搏泵(intra-aortic balloon pump, IABP)辅助循环。患者植入IABP后第10天出现间断咯血,遂撤出IABP、并停用低分子肝素后咯血停止,但患者出现心力衰竭进行性加重症状,抢救无效死亡。本例难点在于AMI(急性心肌梗死)合并室间隔穿孔后的处理措施,虽急诊置入IABP,患者血流动力学相对平稳,但出现咯血并发症,不得已撤出IABP,随后患者出现明显心衰症状,并进行性加重。

【病历摘要】

患者,男性,67岁,主因"间断胸痛14天,加重2天"于2018年8月3日来院。患者于入院前14天无明显诱因突发心前区烧灼样疼痛,伴有胸闷、大汗,无恶心、呕吐,无左上肢及肩背部放射痛,持续约2小时不缓解,遂就诊于当地医院,行心电图示:$V_1 \sim V_4$导联ST段弓背向上抬高0.2~0.5mV,未予明确诊断,给予口服药物及输液治疗,患者胸痛症状有所缓解。入院前2天,患者再次出现心前区烧灼样疼痛,每次持续10余分钟自行缓解,每天发作2~3次,偶伴胸闷、气短,为求进一步诊治遂来我院。否认"高血压""糖尿病"等病史。有吸烟史,20支/日,有饮酒史,100g/周。

【体格检查】

入院查体:体温36.3℃,脉搏93次/分,呼吸频率20次/分,血压82/56mmHg,平卧位,皮肤干燥,口唇无发绀,双肺呼吸音略粗,双下肺可闻及少量湿性啰音。心界不大,心音低钝,心率93次/分,心律齐,胸骨左缘3~4肋间可闻及3/6级收缩期杂音。腹软,无压痛及反跳痛,肝、脾肋下未触及,肠鸣音正常。双下肢无水肿。

【实验室检查】

心肌标志物:cTnI 0.15ng/ml,CKMB 6.6ng/ml,NT-proBNP 20 600pg/ml,AST 1395U/L,ALT 614U/L。肾功能、血常规、尿、大便正常及出凝血时间未见明显异常。

【辅助检查】

1. **心电图** $V_1 \sim V_4$导联ST段弓背向上抬高0.2~0.5mV。

2. **心脏超声** 左室舒张末前后径47mm,收缩末前后径36mm,室间隔及左室前壁室壁运动减低并心尖部室壁瘤形成,室间隔近心尖部可见数个过隔血流信号,最大4.7mm。二、三尖瓣中量反流,肺动脉收缩压增高(54mmHg),左室收缩,LVEF(左室射血分数)为48%。

【诊断及诊断依据】

1. **入院诊断** ①冠状动脉粥样硬化性心脏病,②急性广泛前壁ST段抬高心肌梗死,③室间隔穿孔。

2. **诊断依据** 患者间断胸痛14天,加重2天,查心肌标记物升高和心电图ST-T动态改变，诊断冠状动脉粥样硬化性心脏病及 AMI 明确。查体胸骨左缘第 3～4 肋间可闻及 3/6 级全收缩期杂音及超声心动图检查所见均支持室间隔穿孔这一诊断。

【治疗经过】

患者目前诊断明确，且其血流动力学不稳定，并因其穿孔范围可随时扩大，血流动力学恶化不可预测，并具有致命性（图 6-1），入院当日（2018 年 8 月 3 日）立即请心外科医生会诊后，考虑心肌梗死超过 12 小时，室间隔穿孔时间不明确，组织仍处于坏死期，不易修补，手术成功率低，暂不进行手术。为稳定血流动力学，遂急诊植入 IABP 辅助治疗，心电模式1：1 触发，同时持续肝素泵入，并根据活化的全血凝固时间（activated clotting time，ACT）监测指标调整，ACT 维持在 180～200s 之间。经积极双重抗血小板、调脂、保肝、护肾等药物治疗后，患者生命体征平稳。入院第 3 天（2018 年 8 月 5 日）再次请心外科医师会诊，建议梗死发生后 4～6 周行室间隔穿孔修复术，以提高手术成功率。

患者于植入 IABP 后第 11 天（2018 年 8 月 13 日）出现间断咯血，为暗红色，无血块，总量约 30～100ml/日，考虑到与同时使用双重抗血小板及肝素抗凝药物有关，遂拔除 IABP、停用低分子肝素，拔除 IABP 后患者生命体征相对平稳，多次复测血常规，红细胞波动在（4.1～4.5）$\times 10^{12}$/L，血红蛋白稳定在 100～120g/L，血小板（150～180）$\times 10^9$/L，未停用双联抗血小板药物，亦未行输血治疗，仅给予止血治疗。于停用低分子肝素第二天（2018 年 8 月 14 日）患者咯血仍为暗红色，咯血次数及总量减少，并于第三天逐渐消失，故双联抗血小板药物未予停用。但患者出现明显胸闷、气短症状，不能平卧，并进行性加重，床旁胸片及肺部 CT 提示肺部实变并肺部占位病变，肺癌不除外，并且患者心功能不全进行性加重，终因抢救无效死亡。

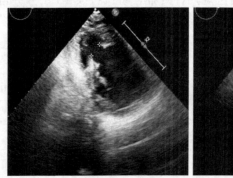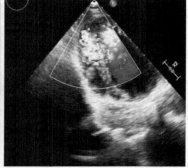

图 6-1　心脏彩超（彩图扫描封底二维码）
前室间隔近心尖段室壁连续性中断，彩色多普勒显示过隔血流

【讨论】

一、抗血小板药物及低分子肝素对咯血的影响

AMI 导致肺部出血的机制相对复杂，其涉及抗血小板、抗凝药物的使用，有甚者联合应用三联、四联抗凝治疗方案，加之患者机体处于应激状态，同时又与患者的既往病史相关。就此患者而言，因 IABP 的使用，在双联抗血小板药物的基础上，低分子肝素抗凝，加之患者药物代谢缓慢，抗凝药物半衰期相对长；亦不能除外恶性肿瘤的易出血倾向在抗凝治疗过程的重要作用，以上均增加了出血的机会。

二、咯血对 PCI（经皮冠状动脉介入术）术后抗血小板治疗的影响

对于抗凝药物治疗导致的严重出血，不论是肺部、消化道及脑部等重要脏器，都可能严重威胁到患者的生命，也使治疗更棘手。其具体影响有：增加 PCI 术后患者支架内血栓，因出血导致停用抗血小板是支架内血栓形成的最强的风险预测因子；肺部出血，尤其是大出血可出现血红蛋白迅速下降，血压不能维持，导致重要脏器血流的灌注，也会影响冠状动脉的血流供应，血流速度相对缓慢，易发生支架内血栓的形成；肺部出血对危重症患者的影响更甚，会影响IABP、CRRT等辅助治疗的应用，因为这些辅助装置的应用需要低分子肝素持续抗凝，会加剧出血。该患者为急性前壁心肌梗死后出现室间隔穿孔，因为血流动力学恶化的发生通常是不可预测的，也是致命性的，故常规植入IABP，但由于肺部出血，需停用低分子肝素，而不得不撤出IABP。于拔除IABP第三日患者肺部出血停止，但随即出现心力衰竭情况，血流动力学亦不稳定，虽积极救治，终因循环呼吸衰竭抢救无效死亡。

三、室间隔穿孔的流行病学表现

AMI再灌注治疗，包括药物溶栓和PCI，使室间隔穿孔发生率由1%～2%下降至0.17%～0.31%，有研究表明行急诊直接PCI的AMI患者室间隔穿孔发生率低于行延迟和择期PCI的患者。

尽管室间隔穿孔发病率有所下降，但其死亡率仍然很高（41%～80%）。阜外医院报道，内科保守治疗的院内死亡率达90%，手术治疗心肌梗死后室间隔穿孔的早期死亡率19%～66%。

四、室间隔穿孔发生高危人群、时间窗及好发部位

AMI患者发生室间隔穿孔的独立危险因素，主要有高龄、女性、脑卒中史、肾病和慢性心力衰竭。

传统上我们认为室间隔穿孔常发生于AMI后3～5天，据SHOCK研究55名AMI后室间隔穿孔的患者，发生穿孔的高峰时间在AMI后16小时。

国外研究认为前壁和下壁、侧壁心肌梗死室间隔破裂的发生率相似，而阜外医院报道前壁室间隔穿孔发生率为88.6%。前壁心梗的室间隔穿孔多发生于心尖部，下壁或侧壁心梗常发生于室间隔与后壁交界处的基底段。

五、室间隔穿孔的血流动力学变化

室间隔穿孔后氧合血液从高压腔（左室）到低压腔（右室），即左向右分流，与其穿孔位置无关。患者临床表现可从血流动力学稳定到循环衰竭的状态，这取决于缺损大小、有无右心室梗死、有无进行性的右室缺血及右心室容量负荷是否过度。

在室间隔穿孔后的几天或几周内，大多数患者的血流动力学变化是不可预测的，故需要采取必要治疗方案进行干预。

六、室间隔穿孔的病理生理学变化

AMI合并室间隔穿孔部位梗死区心肌组织发生凝固性坏死伴中性粒细胞浸润，最终导致心肌变薄、破裂，这种亚急性过程大多发生于AMI后3～5天。在AMI24小时内发生的室间隔穿孔可能是由于壁内血肿或出血进入心肌梗死区，继而受到梗死区与梗死远端正常心肌交界处剪切力的影响发生破裂。

室间隔穿孔的病理生理学表现与心脏游离壁破裂相似，可分为三类：Ⅰ型表现为突然的带缝状撕裂，与急性室间隔穿孔相关；Ⅱ型表现为梗死区心肌的侵蚀，与亚急性室间隔穿孔相关；Ⅲ型表现为伴有室壁瘤形成、室间隔心肌变薄及破裂，与陈旧性心肌梗死导致的室间隔穿孔相关。

室间隔穿孔也可分为简单穿孔和复杂穿孔：简单穿孔直接贯通于左、右心室之间，穿孔部位在室间隔两侧位于同一平面，前壁心肌梗死合并的心尖部室间隔穿孔多属于此型；复杂穿孔是由于坏死的室间隔内发生出血和不规则撕裂，下后壁心肌梗死合并后间隔基底部穿孔多属于

此型。

七、室间隔穿孔的诊断

室间隔穿孔时，患者临床表现可从完全血流动力学稳定到循环衰竭的状态，体格检查常于胸骨左缘 3～4 肋间新出现的响亮粗糙的全收缩期杂音，可触及震颤。

对室间隔穿孔的患者进行左心室造影时，在左前斜位可以观察到左心室到右心室的分流。在肺动脉放置右心导管，如果观察到混合静脉血氧饱和度急剧上升，应该怀疑存在左向右的分流。

超声心动图能够快速识别室间隔回声中断，并通过彩色多普勒显示过隔血流信号进行诊断。同时，右心室扩张和肺动脉高压的存在也是诊断室间隔穿孔的重要线索。

八、室间隔穿孔的药物治疗和机械辅助支持治疗

室间隔穿孔治疗的基石是减少后负荷，通过减少左向右的分流增加有效的左室每搏输出量。硝普钠可减少左向右分流，增加心输出量，并且具有快速起效和快速中断的优点。慎用利尿剂和正性肌力药物。

主 IABP 可以减轻患者后负荷，增加心输出量，即使在血流动力学稳定的室间隔穿孔患者中，也应常规植入 IABP，因为血流动力学恶化的发生通常是不可预测的，也是快速的并且是致命性的。

也有研究使用体外膜肺氧合（extracorporeal membrane oxygenation，ECMO）或左心室辅助装置稳定患者的血流动力学，直到可进行手术。

九、室间隔穿孔外科手术时机

根据 STS 数据显示室间隔穿孔患者死亡率根据手术时间而有不同。在穿孔后 7 天内行外科手术的患者死亡率为 54.1%，而如果将手术延迟至 7 天后，死亡率降至 18.4%。

GUSTO-I 试验显示，34 例行外科手术（中位时间为 3.5 天，95%CI，1～7 日）的患者在 30 天内死亡率为 47%，而未经手术治疗的 35 例患者死亡率为 94%。虽然手术死亡率很高，但非手术死亡率肯定更高。因此，临床医生必须权衡已知的手术风险与延迟手术及临床恶化的未知风险。

十、经皮室间隔缺损封堵术的应用

对于有明显外科手术修复风险的患者，可以应用介入治疗的方法，可以达到稳定血流动力学的目的，作为外科手术过渡的桥梁，甚至对于某些患者而言，经皮介入封堵能够代替外科手术。

由于穿孔部位周围的心肌可出现进行的坏死，并且坏死的组织相对脆弱，封堵后使得周围组织渗漏甚至封堵失败。尤其是下壁/后壁心肌梗死合并室间隔穿孔时，常常是缺乏足够多的组织"缘"来固定封堵器；下壁心肌梗死穿孔靠近基底部因而接近二尖瓣和三尖瓣，可能使封堵器影响瓣膜运动导致瓣膜反流等。

另一种创新的方法联合外科与介入封堵技术，将封堵装置在食管超声引导或透视引导下直接进入右心室，穿过室间隔破裂部位并进入左心室进行封堵。此方法的优势在于更容易穿过室间隔缺损部位，消除了外科体外循环的需要并且不需要缝合到新近梗死的脆弱组织上。

参 考 文 献

Honan M B，Harrell F E，Reimer K A，1990. Cardiac rupture, mortality and the timing of thrombolytic therapy : a meta-analysis[J]. Journal of American College of Cardiology，16：359-367.

Kar B，Gregoric I D，Basra S，2011. The percutaneous ventricular assist device in severe refractory cardiogenic shock[J]. Journal of American College of Cardiology，57：688-696.

Roberts W C，2018. Cardiac rupture during acute myocardial infarction diagnosed clinically[J]. Coronary artery disease，29：95-96.

Roberts W C，Burks K H，Ko J M，2015. Commonalities of cardiac rupture (left ventricular free wall or ventricular septum or papillary muscle) during acute myocardial infarction secondary to atherosclerotic coronary artery disease[J]. American Journal of Cardiology，115：125-140.

Tsai M T，Wu H Y，Chan S H，2012. Extracorporeal membrane oxygenation as a bridge to definite surgery in recurrent postinfarction ventricular septal defect[J]. ASAIO Journal，58：88-89.

（褚媛媛　姚亚丽）

07　急性心肌梗死合并室间隔穿孔 1 例

视点

本例为一位 63 岁男性，因急性心肌梗死（acute mycardial infarction，AMI）10 天入院，合并室间隔穿孔，入院后行急诊造影明确冠脉情况，并置入 IABP（主动脉内球囊反搏泵）辅助循环。经药物治疗病情稳定后患者拒绝行 PCI（经皮冠状动脉介入术）＋室间隔穿孔封堵术或外科手术治疗后出院。本例难点在于 AMI 合并室间隔穿孔的治疗策略选择。内科保守治疗只是过渡手段，IABP（主动脉球囊反搏泵）是保守治疗的基础，室间隔穿孔封堵术或外科手术是挽救室间隔穿孔最重要的方法，但手术时机选择极为关键，目前国内外尚无统一标准。

【病例摘要】

患者，男性，63 岁，主因"间断胸痛、胸闷 10 天"于 2018 年 2 月 3 日来院。患者于入院前 10 天休息时突发胸骨后压榨性疼痛，伴有明显胸闷、气短、大汗、心悸，持续约 1 小时，无头晕、意识丧失，无咳嗽、咳痰，无腹痛、腹泻，无恶心、呕吐，立即就诊于当地县医院，行心电图提示：$V_1 \sim V_6$ 导联 ST 段抬高约 0.2～0.4mV（图 7-1），诊断为"急性广泛前壁心肌梗死"，转往当地上级医院，行心脏彩超提示：①局部室壁运动障碍伴心尖部室壁瘤形成；②室间隔缺损；③左心扩大、肺动脉高压。给予药物治疗（具体用药不详）后症状缓解。患者为进一步诊治遂来我院，复查心电图提示 $V_3 \sim V_5$ 导联呈 rS 型（图 7-2、图 7-3）以"急性广泛前壁心肌梗死"收住。否认"高血压病""糖尿病"等病史。无吸烟饮酒史。

【体格检查】

体温 36.2℃，脉搏 77 次/分，呼吸频率 18 次/分，血压 116/68 mmHg。急性病容，自主体位。双肺呼吸音清，双肺底可闻及少量湿性啰音，心界向左下扩大，心率 77 次/分，律不齐，第一心音强弱不等，心音低钝，胸骨左缘第 3～4 肋间可闻及 4/6 级全收缩期粗糙的杂音。肝脾肋下未触及。双下肢无水肿。

【实验室检查】

心肌标志物：TnI 0.085 ng/ml，NT-proBNP 9950 pg/ml，D-D 2540 ng/ml，CKMB、Myo 阴性。血常规：WBC 6.15×10^9/L，RBC 3.81×10^{12}/L，Hb 120g/L，PLT 182×10^9/L，HCT 35.3%。尿、粪常规：正常；肝功能正常；肾功能：Crea 78μmol/L，UA 10.85mmol/L，血脂：LDL-C 2.18mmol/L，HDL-C 0.73mmol/L；离子：K^+ 3.86mmol/L，Na^+ 139mmol/L；随机血糖：4.92mmol/L；HCY 22.64μmol/L；血、尿淀粉酶，免疫均正常。

【辅助检查】

1. **心电图**　$V_1 \sim V_5$ ST 段抬高 0.2～0.4 mV，$V_4 \sim V_5$ 呈 QS 型（图 7-1）。

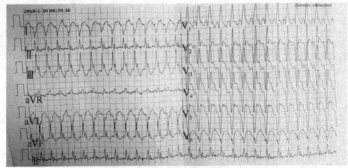

图 7-1　本次发病院前首份心电图

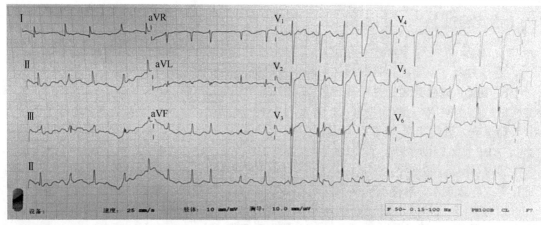

图 7-2 本次发病院内首份心电图（12 导联）

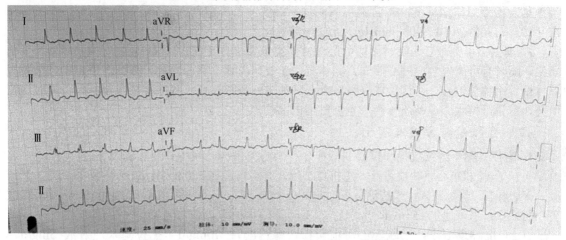

图 7-3 本次发病院内首份心电图（18 导联）

2. 心脏彩超 左房内径 3.6cm，左室前后径 6.0/7.6cm，主动脉运动搏幅减低，心脏多切面观：左室心尖部室间隔右室面膨出，范围为 1.8cm×1.2cm，其上可见缺口，左室面为 1.7cm，右室面其上可见两个至数个缺口，较大为 0.7cm，CDFI 观察：左向右分流流速为 5.5m/s。左室心尖帽、各壁心尖段及前、下室间隔中段局部明显变薄，回声增粗增强，运动搏幅近消失，向外膨出范围为 3.4cm×3.4cm，心尖部可见矛盾运动，膨出的室壁区与邻近正常心肌形成"瘤口样"改变。结论为：①符合冠心病声像图改变：a.左房左室内径增大，b.左室室壁瘤形成（3.4cm×3.4cm），c.室间隔穿孔；②主动脉硬化；③左室收缩（LVEF 38%）及舒张功能减低，右室舒张功能减低；④彩色血流：室水平左向右分流，二、三尖瓣反流（中度），主动脉、肺动脉瓣反流（轻度）；⑤肺动脉收缩压增高（41 mmHg），舒张压增高（26 mmHg）。

【诊断及诊断依据】

1. 入院诊断 ①急性广泛前壁心肌梗死，②室间隔穿孔，③心功能Ⅱ级（Killip 分级），④阵发性心房颤动。

2. 诊断依据 患者于 63 岁时发生胸痛胸闷 10 天，查心肌标记物升高和心电图 ST-T 动态改变，诊断 AMI 明确。查体胸骨左缘第 3~4 肋间可闻及 4/6 级全收缩期粗糙的杂音及超声心动图检查所见均支持室间隔穿孔这一诊断。

【治疗经过】

一、紧急治疗方案及理由

1. 治疗方案 主要抗心肌缺血、抗栓，及时处理并发症等治疗。

（1）初始处理：患者急性心梗已发病 10 天，彩超明确存在室间隔穿孔，根据现有国内外指南意见，应尽早明确冠脉病变情况，并置入 IABP 辅助循环。故患者入院后急诊行造影提示：LAD（前降支）近端闭塞，LCX（回旋支）中段 70%局限性狭窄，RCA（右冠状动脉）细小。并予以 IABP 植入辅助治疗。

（2）抗栓及调脂治疗：①抗血小板：拜阿司匹林 100mg/d、氯吡格雷 75mg/d。②抗凝：普通肝素：静脉泵入，维持活化凝血时间在 160s 左右。③调脂：瑞舒伐他汀 20mg/晚。

（3）抗心衰治疗：①减轻心脏前负荷：螺内酯片 20mg/d、托拉塞米注射液 5mg/d。②扩冠：静脉泵入硝酸甘油 1～3ml/h，根据血压调整。

紧急治疗后病情评估：患者胸痛胸闷症状缓解，心率波动在（50～65）次/分，血压波动在（105～130）/（50～90）mmHg，无任何部位出血。

2. 理由 本例患者入院时无明显心源性休克征象，但该病进展快，可表现为临床情况突然恶化，随时有可能发生恶性心律失常、休克，在数日内死亡甚至猝死。因此在手术干预前应视具体情况个体化治疗，密切关注尿量、血压、神志、心肺体征、各项主要化验指标，随时调整用药，尽量维持水、电解质平衡和重要脏器的灌注。

二、维持治疗方案及理由

1. 治疗方案 继续抗栓和抗心肌缺血、抑制心室重构、减少并发症的发生。

（1）抗栓和抗心肌缺血治疗：①抗血小板：拜阿司匹林 100mg/d、氯吡格雷 75mg/d。②抗凝：普通肝素：静脉泵入，维持活化凝血时间在 160s 左右。③调脂：瑞舒伐他汀 20mg/晚。④改善心肌缺血：尼可地尔 15mg/d。

（2）抗心衰治疗：①减轻心脏前负荷：螺内酯片 20mg/d、托拉塞米注射液 5mg/d。②改善心室重构：贝那普利 5mg/d、富马酸比索洛尔片 2.5mg/d。

（3）维持治疗后病情评估：于入院后第 8 天（2019 年 2 月 10 日）拔除 IABP 后，患者再无胸痛不适发作。进一步行心脏磁共振检查：①陈旧性透壁性心肌梗死（左室前壁中远段、下壁远段及心尖）；②左室心尖室壁瘤形成并附壁血栓；室间隔穿孔；③左房、左室增大；左室收缩、舒张功能减弱，右室舒张功能减弱；④二、三尖瓣少量反流（图 7-4）。

2. 理由 在急性血栓形成中，血小板活化起着十分重要的作用，凝血酶是将纤维蛋白原转变为纤维蛋白最终形成血栓的关键环节，因此抗栓治疗是 AMI 治疗的基石。他汀类药物具有抗炎、改善内皮功能、抑制血小板聚集的多效性，应尽早开始使用。尼可地尔具有开放 KATP 通道和类硝酸酯双重作用机制，有效控制心绞痛症状。由于患者发生了 AMI，给予贝那普利、比索洛尔片、螺内酯拮抗神经内分泌紊乱，改善梗死后心室不良重构。

三、出院治疗方案及随访结果

建议患者 PCI＋室间隔穿孔封堵术或外科手术治疗，患者及家属拒绝，并于入院第 10 天（2019 年 2 月 12 日）自动出院。出院医嘱：拜阿司匹林 100mg/d、氯吡格雷 75mg/d、瑞舒伐他汀 20mg/晚、尼可地尔 15mg/d、螺内酯片 20mg/d、贝那普利 5mg/d、富马酸比索洛尔片 2.5mg/d。

于 2019 年 2 月进行电话随访时，患者有间断胸痛不适。

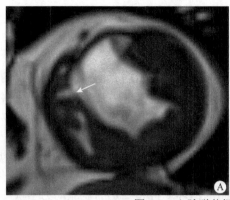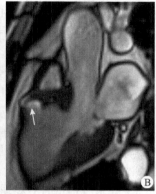

图 7-4　心脏磁共振检查

前室间隔远段局部室壁连续性中断（见箭头）

【出院诊断】

广泛前壁 ST 段抬高心肌梗死、室间隔穿孔、心功能 Ⅰ 级（Killip 分级）、阵发性心房颤动。

【讨论】

一、AMI 合并室间隔穿孔的概况

室间隔穿孔在再灌注治疗时代，总体发生率<1%。仅接受内科保守治疗的患者 1 天、1 周和 2 个月的病死率分别为 24%、46% 和 67%~82%，1 年存活率仅为 5%~7%。手术治疗后的死亡率在 19%~66%。在再灌注治疗开展以前，穿孔平均发生时间在心肌梗死后的 1 周左右，在开展溶栓治疗之后室间隔穿孔平均发生时间已提前到心肌梗死后的 1 天左右。常发生于前壁心梗者。AMI 并发室间隔穿孔的病理改变有早期的破裂常伴随大的心肌组织壁内血肿，数周后可形成纤维瘢痕。室间隔穿孔的临床迹象包括多在胸骨左缘 3~4 肋间出现粗糙响亮的全收缩期杂音，传导广泛，伴收缩期震颤及急性右心衰竭，心电图可见房室传导阻滞。

二、AMI 合并室间隔穿孔的治疗原则及方法

AMI 后心脏破裂患者围手术期治疗的关键在于稳定循环，创造机会让患者接受手术，并平稳度过外科手术后危险期，给心肌恢复的时间和机会。但是，心脏破裂患者往往病情危重，进展迅速，很多患者在早期循环就处于崩盘的边缘。因此，需要给予强有力的辅助支持，包括血流动力学监测、IABP、血管活性药物等，帮助稳定循环，改善组织供氧，稳定内环境，改善机体状态，使患者平稳度过围手术期并提高手术耐受性。ECMO（体外膜肺氧合）是一种体外呼吸循环辅助装置，可以为患者提供有效的循环呼吸支持，正越来越多地应用到心脏外科术前和术后心力衰竭的患者中。ECMO 为心肌梗死后出现心脏破裂患者提供了进一步的心肺辅助治疗，帮助患者度过围手术期，创造手术机会，从而挽救患者生命。总之，如患者短期内无法手术且保守治疗难以维持，应尽早考虑应用 ECMO 等高级辅助手段，避免在已经出现脏器灌注不良、进入休克难治期后才"被迫"选择使用，此时临床治疗效果往往不佳，难以达到预期理想效果。临床工作中要注意多种机械辅助手段间的相互作用以及撤除时的顺序选择，以免降低临床治疗效果的同时，还增加医疗花费。

内科保守治疗主要是应用血管活性药物及 IABP 辅助，维持患者的循环稳定，使其平稳过渡到择期手术。外科手术时间的选择需权衡利弊，目前争议颇多，国际上尚无统一定论。美国心脏病学会基金会（ACCF）/美国心脏学会（AHA）关于 AMI 合并室间隔穿孔的治疗指南建议立即行外科手术，但研究显示急诊手术与择期手术的病死率分别为 54.1% 和 18.4%，择期手术患者的生存率更高，手术效果更好。因此，需要根据患者个体情况，区别对待，给予个体化

精准治疗。无明显血流动力学改变的 AMI 后心脏破裂患者，可严密观察病情，延迟到发病 4～6 周后，待心肌水肿消失时实施手术，手术效果通常较好；一旦病情进展或加重，甚至出现心源性休克，应尽早行外科手术。

对某些患者而言，经皮室间隔穿孔封堵术可能能够代替外科手术。封堵器的直径最好是穿孔大小的 2 倍，或者至少比穿孔直径大 10mm。穿孔位置靠近重要结构如二尖瓣、三尖瓣等，易致二尖瓣和（或）三尖瓣反流；破口靠近心尖部或左右心室游离壁封堵伞不易张开，甚至造成室壁结构的扭曲；心梗急性期穿孔周围组织坏死脆弱，经破裂部位通过封堵装置可能会使破裂面积增加。故封堵前应仔细行超声心动图检查，明确穿孔位置及其与周围组织关系，并且最好在心肌梗死的恢复期进行。但一些穿孔部位会不利于封堵装置的植入，故仍需外科手术治疗。为 AMI 后室间隔穿孔患者提供有效和理想的循环支持和稳定的血流动力学状态对于外科手术的成功及患者的预后意义重大。

三、AMI 合并室间隔穿孔的 PCI 治疗是否必须及 PCI 的时机

室间隔穿孔急性期开通血管是把双刃剑，发病血管的及时开通可能挽救了部分濒危心肌，血流恢复可能促进了破裂处心肌愈合进程，减少了破裂扩大的发生概率。但也可增加心肌内出血，存在穿孔扩大的潜在风险。目前国内外研究对 PCI 是否必须及 PCI 的时机尚无定论。针对本例患者，我们经过内科保守治疗后进行了心脏磁共振检查，结果发现心梗部位已纤维化，提示此时若是开通血管发生再次穿孔的可能性会降低，但患者拒绝后出院。

综合病史及相关文献，我们认为：对于室间隔穿孔的 AMI 患者，充分评估患者病情，决定综合治疗方案，可考虑强化药物治疗基础上，辅以 IABP 等器械支持，待安全度过过渡期后，可介入开通闭塞血管。如穿孔部位适合介入封堵术，则首选微创治疗；如不适合介入治疗，待外科手术时机成熟，尽早外科修补。

参 考 文 献

French J K, Hellkamp A S, Armstrong P W, et al, 2010. Mechanical complications after percutaneous coronary intervention in ST-elevation myocardial infarction (from APEX-AMI)[J]. Am J Cardiol, 105(1): 59-63.

Honda S, Asaumi Y, Yamane T, et al, 2014. Trends in the clinical and pathological characteristics of cardiac rupture in patients with acute myocardial infarction over 35 years[J]. J Am Heart Assoc, 3(5): e000984.

Kumar T K, Zurakowski D, Dalton H, et al, 2010. Extracorporeal membrane oxygenation in postcardiotomy patients: factors influencing outcome[J]. J Thorac Cardiovasc Surg, 140(2): 330-336.e2.

López-Sendón J, Gurfinkel E P, Lopez de Sa E, et al, 2010. Factors related to heart rupture in acute coronary syndromes in the Global Registry of Acute Coronary Events[J]. Eur Heart J, 31(12): 1449-1456.

Zhang ZP, Su X, Liu CW, et al, 2016. Use of intra-aortic balloon pump support for oozing-type cardiac rupture after acute myocardial infarction[J]. Am J Emerg Med, 34(1): 120e1-120e3.

（赵存瑞　牛小伟　张　锦）

08 系统性红斑狼疮合并低血小板继发急性心肌梗死，冠脉血管反复闭塞

视点

本例为一 56 岁的女性患者，明确诊断系统性红斑狼疮（systemic lupus erythematosus，SLE）合并低血小板计数，此次院内发生急性前壁心肌梗死，在给予升高血小板治疗后的首次冠脉造影可见 LAD（左前降支）及 RCA（右冠状动脉）闭塞，球囊扩张后未植入支架，术后口服双联抗血小板药物，在术后第 6 天因再发心梗致心功能恶化，再次造影发现 LAD 及 RCA 再次闭塞行 PCI（经皮冠状动脉介入术）治疗，术后在规律服用双联抗血小板药物之下发生支架内血栓致患者死亡。本例提示：①对于存在基础免疫系统疾病患者，要警惕高出血及高血栓风险；②对于低血小板计数合并心梗的患者，要严密评估升高血小板的利弊；③对于快速升高的血小板计数，要反复评估血小板功能情况，进而指导 PCI 术后抗凝治疗，避免支架内血栓发生。

【病历摘要】

患者，女性，56 岁，因牙龈、鼻出血 2 天入院，患者于入院前 2 天无明显诱因出现牙龈、鼻出血，填塞止血后仍不易止血，为明确诊治就诊于我院，于 2018 年 3 月 21 日以"自身免疫性血小板减少"收住风湿科。入院当晚患者突发胸痛、胸闷，疼痛位于心前区，为持续闷痛，向左背部放射，伴大汗。急行心电图（图 8-1）示：$V_1 \sim V_4$ 导联呈 QS 型伴 ST-T 改变，$V_4 \sim V_5$ 导联 ST 段抬高 $0.2 \sim 0.3$mV，心肌标志物示：CKMB 39U/L（高于参考值上限 25U/L）、hsTnI 4.14ng/ml（高于参考值上限 0.026 ng/ml）、Myo 585.1ng/ml（高于参考值上限 140.1 ng/ml），心内科会诊后诊断"急性前壁心肌梗死"。追问病史患者 20 天前曾因"胸痛 6 天"就诊于当地医院，诊断为"急性下壁心肌梗死"（具体心电图未见），血常规示：血小板 9×10^9/L（其他检查结果未见），行冠脉 CTA 示：LAD 近、中段弥漫性混合性斑块，节段性重度狭窄；RCA 近段弥漫性混合性斑块，节段性狭窄，局部伴有闭塞。当地医院给予调脂、改善心室重构、改善心肌缺血等治疗（具体用药及剂量不详）。患者否认"高血压""糖尿病"病史，否认脱发、光过敏、皮疹、关节肿痛。个人史、家族史无特殊。

【体格检查】

体温 36.3℃，脉搏 70 次/分，呼吸频率 18 次/分，血压 132/78mmHg。无皮损，无脱发及口腔溃疡，双肺呼吸音粗，双下肺可闻及少量细湿啰音，心率 70 次/分，律齐，各瓣膜听诊区未闻及病理性杂音，腹部、神经系统查体未见明显异常。

【实验室检查】

血常规：PLT 11×10^9/L，WBC 5.79×10^9/L，RBC 3.88×10^{12}/L，Hb 126g/L；血沉：64mm/h；血脂：TC 4.85mmol/L，TG 2.375mmol/L，LDL-C 3.085mmol/L，HDL-C 0.845mmol/L；肝功能及肾功能未见明显异常；自身抗体：抗核抗体阳性，抗 SS-A 抗体阳性，着丝点 B 蛋白抗体阳性，抗核小体抗体阳性，抗中性粒细胞胞质抗体阳性，抗心磷脂抗体（IgG）阳性；免疫补体：补体 C3 0.59g/L，补体 C4 0.02g/L，免疫球蛋白 IGG 24.2g/L，免疫球蛋白 IGA 5.98g/L；尿常规：尿蛋白 1＋，粪常规：潜血试验阳性 1＋。

【辅助检查】

1. 心电图 入院（2018 年 3 月 21 日）心电图（图 8-2），下壁、前壁导联 T 波倒置，Ⅲ、

aVF、$V_1\sim V_3$ 导联可见病理性 Q 波。入院当晚（2018 年 3 月 21 日 7：00pm）突发胸痛时心电图改变见图 8-1，$V_1\sim V_4$ 导联呈 QS 型伴 ST-T 改变，$V_4\sim V_5$ 导联 ST 段抬高 0.2～0.3mV。

2. 心脏超声　左房内径 23mm，右房 47mm×40mm，右室 43mm×30mm，左室前壁搏幅减低，LVEF 39%；升主动脉硬化；二尖瓣、三尖瓣轻度反流；肺动脉高压（轻度）；左室顺应性减低；左心收缩功能大致正常。

【诊断及诊断依据】

1. 入院诊断　①系统性红斑狼疮（SLE）、继发性血小板减少；②急性前壁下壁心肌梗死、心功能Ⅱ级（Killip 分级）。

2. 诊断依据

（1）系统性红斑狼疮（SLE）、继发性血小板减少：①蛋白尿，②血液学异常（血小板减少），③抗心磷脂抗体（IgG）阳性，④抗核抗体阳性。

（2）急性前壁下壁心肌梗死、心功能Ⅱ级（Killip 分级）：患者入院当晚发生胸痛症状，行心电图检查示：Ⅲ、aVF、$V_1\sim V_3$ 导联可见病理性 Q 波。$V_1\sim V_4$ 导联呈 QS 型伴 ST-T 改变，$V_4\sim V_5$ 导联 ST 段抬高 0.2～0.3mV。心肌标志物示：CKMB 39U/L，hsTnI 4.14ng/ml，Myo 585.1ng/ml。入院查体：双肺呼吸音粗，双下肺可闻及少量细湿啰音。

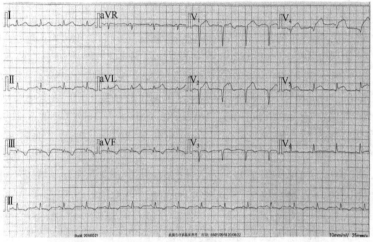

图 8-1　胸痛发作时心电图

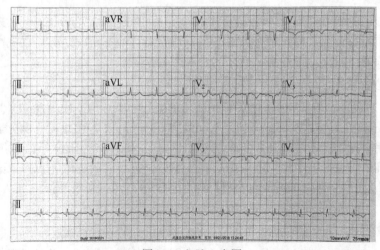

图 8-2　入院心电图

【治疗经过】

患者入院当晚出现胸痛症状后心内科及风湿科立即进行讨论：①心内科：患者院内再发 AMI（急性心肌梗死），因患者血小板计数极低，且有出血事件，CRUSADE 评分：26 分（低危）。综上因素建议暂给予药物保守治疗，必要时行冠脉造影明确冠脉血管情况，故给予拜阿司匹林 100mg＋氯吡格雷 75mg 抗血小板聚集，瑞舒伐他汀钙片 20mg 降脂，静脉滴注硝酸甘油控制胸痛症状。②风湿科：依据患者入院后相关检查结果诊断"①系统性红斑狼疮，继发性血小板减少；②抗心磷脂抗体综合征"，系统性红斑狼疮疾病活动度评分（SLEDA）为基本无活动。予以静注人免疫球蛋白 20g 1/日，静滴小牛脾 6mg 1/日，口服羟氯喹 0.2g 2/日，醋酸泼尼松片 50mg 1/日，利可君片 20mg 3/日，提高免疫及升高血小板治疗。并密切监测患者临床症状及血小板变化情况。

患者在入院后 3 天治疗重点：抗血小板、调脂、改善心肌缺血、改善心室重构、缓解胸痛症状及升高血小板的治疗。患者胸痛症状较前有所减轻，轻微活动上述症状即加重，故与家属充分沟通行冠脉造影术的必要性及出血、血栓高风险，并且在鼻腔、牙龈出血得到有效控制的情况下，于入院第 3 天（2018 年 3 月 23 日）复查血小板计数升至 34×10^9/L，当日行冠脉造影术示：RCA 完全闭塞，前向血流 TIMI 0 级，左主干无病变，LAD 近段闭塞，前向血流 TIMI 0 级，LCX（回旋支）无病变。术中考虑患者血小板计数低，明显增加出血风险，故行球囊扩张（RCA 开口 2.5mm×20mm 球囊 6atm×3s 扩张三次；左 LAD 近段 2.0mm×15mm 球囊 6atm×30s 扩张；LAD 中段 2.0mm×15mm 球囊 4atm×60s 扩张）靶病变血管后，血流恢复 TIMI 3 级，未行支架植入术（如图 8-3、图 8-4）。术后患者胸痛症状明显缓解。

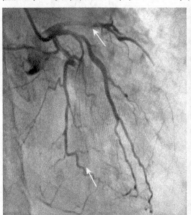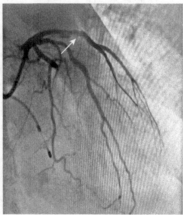

图 8-3　左冠球囊扩张前后

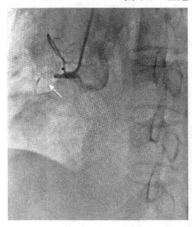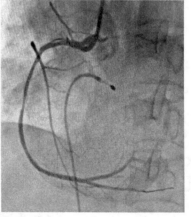

图 8-4　RCA 球囊扩张前后

　　为明确患者血小板计数升高后血小板的功能以指导后续抗凝、抗血小板治疗，行 ①比浊法血小板功能监测 ADP 19%，血小板聚集率达标；②血栓弹力图示：R 值（凝血时间）5.8min，MA 值（最大血块强度）57.7mm。其中 MA 值反映正在形成的血凝块的最大强度或硬度，即血栓形成的稳定性，主要受纤维蛋白及血小板影响，血小板质量或数量的异常都会影响该值。结合上述监测结果，治疗上继续给予拜阿司匹林 100mg＋氯吡格雷 75mg 抗血小板聚集，为预防出血球囊扩张术后未给予肝素抗凝治疗，同时继续予以针对 SLE 继发血小板减少的升高血小板、提高免疫力治疗。入院第 8 天（2018 年 3 月 28 日）监测血小板计数已升至 103×10^9/L，但患者自诉静息时自觉胸闷、气短，且逐渐加重，复查心电图未见动态演变（图 8-5），心肌标志物示：TnI 0.96ng/ml，CKMB 4.9ng/ml，Myo 100 ng/ml，NT-proBNP 22 000pg/ml，D-D 5730ng/ml。考虑患者心功能恶化不排除血管再次闭塞，且与大面积心肌坏死相关，结合患者目前血小板计数已升至正常水平，且住院期间应用抗血小板药物同时再无出血事件发生，决定再次行冠脉造影术明确病变血管情况，必要时需支架植入。向患者及家属充分交代手术必要性及出血、支架内血栓风险后，于患者入院后第 9 天（2018 年 3 月 29 日，即首次 PTCA 术后第 6 天）行冠脉造影＋支架植入术。术中应用肝素抗凝，造影可见：LAD 及 RCA 再次闭塞，前向血流 0 级。分别于 LAD 近段植入 2.75mm×36mm 支架，RCA 近段植入 3.0mm×36mm 支架，RCA 中段植入 3.0mm×33mm 支架（3.25mm×15mm 以 18atm×6s 后扩张支架内 1 次，20atm×6s 后扩张支架 2 次）（图 8-6、图 8-7）。术后患者胸闷症状逐渐减轻，继续给予口服双联抗血小板治疗。

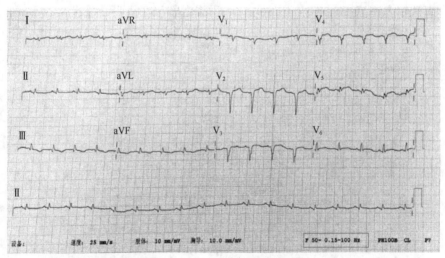

图 8-5　入院第 8 天复查心电图

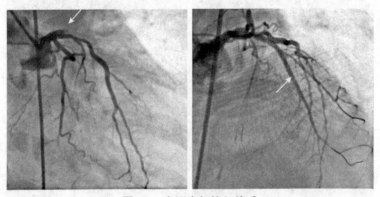

图 8-6　左冠支架植入前后

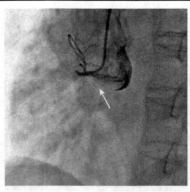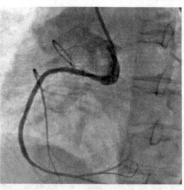

图 8-7 RCA 支架植入前后

入院第 10 天（2018 年 3 月 30 日 9:00 pm，即支架植入术后第 1 天）患者用力排便后，自觉心前区闷痛，气短、烦躁伴大汗，血压不能测及，血氧饱和度波动于 80%～87%，考虑心源性休克。紧急查心电图示（图 8-8）：新发右束支，V_1～V_4 导联 ST 段较前抬高 0.1～0.15mV。急行床旁心脏彩超未见明显心包积液。给予去甲肾上腺素 0.45μg/（kg·min）及多巴胺逐渐加量至 10μg/（kg·min）静脉泵入升高血压、无创呼吸机辅助呼吸等抢救治疗，血压仍不能测及，因此告知家属患者病情恶化，并建议急行冠脉造影，并告知家属手术必要性及风险，家属表示拒绝，故急行冠脉、肺动脉及主动脉 CTA 结果示：① LAD 及 RCA 近段支架术后：支架腔内密度不均匀减低，支架以远未显影，考虑闭塞；②右心腔、肺动脉及分支、双侧肺静脉未显影或显影不均匀，考虑心功能异常所致造影剂混合不均可能，不排除合并肺栓塞；③双侧胸腔积液，双肺下叶局部受压膨胀不全；双肺多发条片及磨玻璃影，考虑炎症，建议治疗后复查；④肺动脉高压：左右心室及右房增大，主动脉弓显影不均匀；⑤脾周积液，胸壁水肿，双侧腋窝多发淋巴结增大（图 8-9），终因抢救无效死亡。死亡原因考虑：急性支架内血栓。

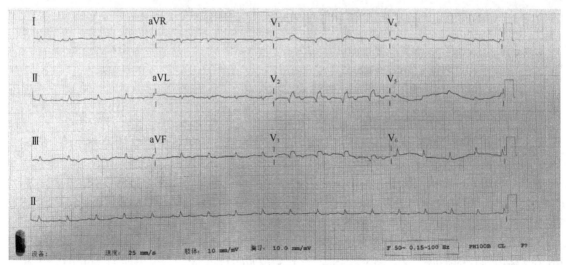

图 8-8 抢救时心电图

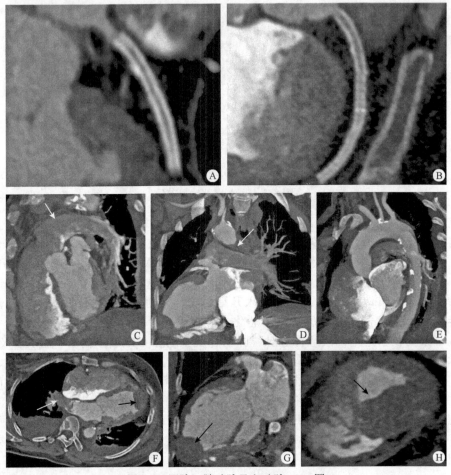

图 8-9　冠脉、肺动脉及主动脉 CTA 图

A、B. 冠状动脉 CPR 图（A.LAD，B.RCA）：LAD 及 RCA 支架腔内闭塞；C～E. 肺动脉、主动脉 MIP 重建图像（C.左肺动脉；
D. 右肺动脉；E. 主动脉）：肺动脉腔内造影剂混合不均（箭头），主动脉未见夹层征象；F～G. 左室 MPR 重建图像（F. 四腔心；
G. 左室两腔心；H. 左室短轴）：左室心尖血栓（箭头），右肺静脉造影剂混合不均（箭头）

【讨论】

一、死亡原因分析——支架内血栓

　　支架内血栓形成（stent thrombosis，ST）是 PCI 术后，由于各种因素的综合作用，支架植入处形成血栓，导致冠状动脉管腔完全性或不完全性阻塞，表现为心脏性猝死、AMI 发作或不稳定型心绞痛等一系列并发症，是 PCI 术后最严重的并发症之一。在金属裸支架的时代，其发生率为 1.2%，随着高压球囊及强效抗血小板药物的广泛应用，其发生率降至 0.7%。尽管其发生率低，但是后果很严重，病死率高达 20%～25%。

　　2007 年由美国和欧洲学者组成的学术研究联盟（Academic Research Consortium，ARC）提出了支架内血栓的扩展定义，将支架内血栓分为明确的（definite）、很可能的（probable）和可能的（possible）三类，具体标准如下：

　　1. 明确的支架内血栓　临床出现急性冠脉综合征症状且伴有尸体解剖或造影明确的支架内血栓。必须同时符合两个条件：

　　（1）具有急性冠脉综合征的下列表现之一：①新出现的静息缺血症状（典型的心绞痛持

续>20min）；②新出现的缺血性心电图改变提示急性缺血的发生；③典型的心肌标志物的升高（CK 值>正常上限的 2 倍）或降低。

（2）尸解证实的支架内血栓或造影明确的血栓，TIMI 血流可以为：① 0 级，伴有支架内或支架近端和远端 5mm 内血栓形成造成的闭塞；②1、2、3 级，伴有支架内或近端或远端 5mm 内血栓。如果仅为偶尔造影发现的支架内闭塞，但没有临床症状（隐匿性或无症状性血栓），不诊断为明确的支架内血栓。

2. 很可能的支架内血栓　有下列情况时考虑为很可能的支架内血栓：① 30 天内发生的任何不明原因的死亡；②术后无论何时发生的置入支架的冠状动脉供应区域内与明确的心肌缺血相关的任何心肌梗死，而没有明显的其他原因，未经造影证实支架内血栓。

3. 可能的支架内血栓　30 天后发生的任何不明原因的死亡。临床上根据支架置入术后至血栓发生的时间，一般将支架内血栓分为急性（<24h）、亚急性（1～30 天）和晚期（>30 天）血栓。由于在药物洗脱支架植入术后，有些支架内血栓发生在术后 1 年以后，因此目前将支架内血栓分为急性（<24 小时）、亚急性（24 小时至 30 天）、晚期（31 天至 1 年）和非常晚期血栓（>1 年）。本病例中患者于术后第二天突发心源性休克，心电图示新发右束支传导阻滞，前壁导联 ST 段抬高，急性 CTA 提示支架内闭塞，死亡原因考虑为急性支架内血栓。

二、关于系统性红斑狼疮继发急性心肌梗死

SLE 是一种涉及多系统和（或）器官损害的慢性自身免疫性疾病。SLE 基本病理变化为结缔组织的纤维蛋白样变性、基质黏液性水肿及坏死性血管炎，表现为中小血管管壁的炎症和坏死，继发血栓形成、管腔变窄，局部组织缺血和功能障碍。Schoenfeld 等研究表明，SLE 患者冠状动脉疾病发生风险是普通人群的 2～10 倍，在年轻患者中风险更高。近半个世纪以来，随着 SLE 患者的 4 年生存率已从 20 世纪 50 年代的 50%，提高至 20 年生存率 44%～84%。Koenig 等研究表明，相对于糖尿病患者，SLE 患者存在更高的冠状动脉粥样硬化风险。因此 SLE 伴发急性心血管事件并不少见，常是 SLE 患者预后不良或死亡的主要原因。Ward 研究发现，18～44 岁的女性 SLE 患者 AMI 住院率，是无 SLE 患者的 2.27 倍，中年女性的 SLE 患者与无 SLE 者相比，AMI 和脑血管事件无差异，但慢性心衰的发病率较高。SLE 合并 AMI 相对来说发病率较低。Thorbum 等研究了 98 217 例 SLE 患者的 AMI 发病率，其中 1763 例患 AMI，占所有 SLE 病例的 1.7%，在小于 50 岁的女性 SLE 患者中，有 311 例患者因 AMI 而住院治疗，占总数的 0.31%。

SLE 伴血小板减少的发病机制多样，包括感染、药物、免疫因素等。目前，抗血小板抗体增多破坏血小板被认为是 SLE 伴血小板减少最常见的发病机制，与免疫性血小板减少症（immune thrombocytopenia）发病机制类似。免疫性血小板减少症是加速血小板破坏和抑制血小板生成的自身免疫性疾病，抗血小板抗体介导血小板破坏和（或）细胞毒性 T 细胞对血小板的溶解作用是血小板破坏增多的重要原因，而免疫介导的巨核细胞成熟障碍和凋亡则是导致免疫性血小板减少症患者血小板生成减少的重要原因。Kuwana 等研究发现抗 GPⅡb/Ⅲa 抗体在 SLE 合并血小板减少中发挥了主要作用，同时，该研究组通过酶联免疫斑点测定法检测出 SLE 患者血液中产生抗 GPIb 抗体和抗 GPⅡb-Ⅲa 抗体的 B 细胞较正常人明显增多。此外，血浆血小板生成素（TPO）浓度与巨核细胞及血小板数量相关；TPO 浓度升高见于血小板低增生性疾病，如再生障碍性贫血，TPO 浓度正常见于血小板消耗性疾病，如 ITP。因此，循环中 TPO 浓度可能有助于预测血小板减少的病因。Ziakas 等用免疫吸附法检测 19 例 SLE 患者血浆，其中 7 例被检出抗 TPO 抗体阳性，且发现该抗体可在体外抑制巨核细胞集落形成。Fureder 等发现，SLE 患者血浆 TPO 浓度较正常对照组明显升高，SLE 伴血小板减少患者中，抗 TPO 抗体阳性者较阴性者血小板数量减少更明显，但其血浆 TPO 浓度差异无统计学意义。

三、低血小板计数合并 AMI 的临床处理策略

低血小板计数的患者具有较高的出血风险，这给低血小板计数合并 AMI 患者的治疗带来了极大的挑战；关于低血小板计数合并 AMI 患者的临床干预，目前尚无公认的可靠方案，大多基于疾病特点、患者意愿以及所能获得的医疗资源，给予个体化治疗。血小板减少的原因众多，包括血液系统疾病（占约 30%），如原发性免疫性血小板减少、再障、淋巴瘤等，非血液系统疾病（占约 58%），如脾亢、感染、风湿性疾病等。其中特发性血小板减少性紫癜（idiopathic thrombocytopenic purpura，ITP）是一种以血小板减少为突出表现的良性血液病，也是目前合并 ACS 的个案报道中最多的疾病。ITP 患者血小板计数明显偏低，但仍会发生血栓事件，机制上除高血压、糖尿病、吸烟、血脂异常等明确冠心病危险因素外，可能还与血小板体积增大、血小板颗粒浓度升高、血小板与内皮细胞抗原模拟等有关。有文献总结了既往报道的 22 例 ITP 合并急性冠脉综合征患者，其中 STEMI 10 例，NSTEMI 6 例，21 例行 PCI 治疗，入院时平均血小板计数为（83±66）×10^9/L，大部分患者 PCI 前给予了升血小板治疗：激素（52%）、免疫球蛋白（27%），输注血小板（13%），介入治疗时平均血小板计数为（145±87）×10^9/L。87% 患者应用肝素，83% 的患者术前、术后使用单一或双联抗血小板药物。急性期严重出血占 12%，轻微出血 5%，抗血小板治疗随访 6 个月无严重出血事件。由此可见，ITP 合并急性冠脉综合征在积极的治疗下大部分都能获得良好预后。总之，低血小板计数合并 AMI 患者，在规范治疗原发引起血小板减少疾病的基础上采取 PCI 治疗是可行且有效的。

2017 年欧洲心脏病学会（ESC）发表了对于 ACS 合并血小板减少患者的处理意见，建议将血小板分为：①轻度〔（血小板计数＞（100~150）×10^9/L〕：影响抗血小板治疗策略。②中度〔（血小板计数（50~100）×10^9/L〕：中度血小板减少且无活动性出血的情况下，可行 PCI，PCI 后给予双联抗血小板治疗 1 个月，后改为氯吡格雷单药治疗；如未行 PCI，可给予氯吡格雷单药治疗，无论何种治疗均合用质子泵抑制剂。③重度（血小板计数＜50×10^9/L）：应停用所有抗血小板药物，并避免行 PCI。有文献指出，ITP 患者血小板＞30×10^9/L 时严重出血很少见。因此在血小板计数＞30×10^9/L，且无活动性出血时，应用抗血小板、抗凝治疗是相对安全的。也有研究者建议血小板计数＞50×10^9/L 时 PCI 或 冠状动脉旁路移植术（coronary artery bypass graft，CABG）是安全的；外科 CABG 指南中也提到，血小板计数＜50×10^9/L 时，不推荐应用阿司匹林。那么治疗节点究竟是 30×10^9/L 还是 50×10^9/L 呢？这似乎并不重要，因为我们真正关心的是出血风险。那么血小板计数能预测出血风险吗？显然，血小板数量是一方面，血小板的功能也很重要。目前临床上，血栓弹力图是一种能够评估血小板功能、预测出血或血栓风险的检验方法。有研究显示，在血小板轻度减少时，血小板计数与血栓弹力图 MA 值正相关，中重度减少组血小板计数与 MA 值无关，而 MA 值与临床出血倾向密切相关。因此，对于血小板中重度减少的患者，只关注血小板计数是不够的，可参考血栓弹力图评估出血风险。此外，PL-11 血小板分析仪是监测全血血小板聚集率的仪器，它是基于库尔特原理的连续自动计数检测方法设计的。它通过在诱聚剂加入后直接对血样中血小板数量、体积的变化进行连续检测，直接反映血小板聚集功能水平，提供对该个体血小板功能水平的评价。研究结果提示：PL-11 血小板分析仪较全面提供了血小板计数、平均血小板体积（mean platelet volume，MPV）等参数的变化情况。其与光学比浊法（light transmittance aggregometry，LTA）在检测患者服用氯吡格雷后的血小板聚集功能时具有良好的相关性，是一种可以提供临床实验室选择的血小板功能检测方法。

此类患者治疗中升高血小板后可提高患者抗栓治疗的耐受性，措施包括病因治疗、血小板输注、巨核粒细胞集落刺激因子等。然而，升血小板治疗也有一定的风险。有文献指出，静脉注射免疫球蛋白使患者的血小板在短期内快速提升，导致血浆黏度增加，有可能引起心肌再梗死。输注正常功能的异体血小板，可能激发患者自身免疫反应，引起血管内皮受损，增加血栓形成的风险。因此，

对于有介入治疗需要、没有活动性出血、出血风险不太高的患者，升血小板治疗应慎重。

参 考 文 献

孙彬等，2015. 新型血小板功能分析仪 PL-11 监测血小板聚集功能的应用价值[J]. 标记免疫分析与临床，22(6)：569-572，576.

孙璨贤，2011. 系统性红斑狼疮心脏受累的诊治进展[J]. 心血管病学进展，32(5)：636-639.

周力，陈晖，李敏，2014. 合并血小板减少的冠心病患者血运重建和抗血小板治疗及随访[J]. 实用医学杂志，(23)：3810-3812.

赵稳华，张雅慧，徐建江，2016. 1 例血小板减少合并急性心肌梗死患者抗血栓药物应用分析[J]. 中国药师，(10)：1913-1916.

左艳，娄世锋，张颖，2011. 血栓弹力图在重度血小板减少者中的应用[J]. 检验医学与临床，(16)：1931-1932.

Cutlip D E，Windecker S，Mehran R，et al，2007. Clinical end points in coronary stent trials：a case for standardized definitions[J]. Circulation，115(17)：2344-2351.

Fureder W，Firbas U，Nichol J L，et al，2002. Serum thrombopoietin levels and anti-thrombopoietin antibodies in systemic lupus erythematosus[J]. Lupus，11(4)：221-226.

Kereiakes D J，Choo J K，Young J J，et al，2004. Thrombosis and drug-eluting stents：a critical appraisal[J]. Rev Cardiovasc Med，5(1)：9-15.

Koenig K F，Ribi C，Radosavac M，et al，2015. Prevalence of vascular disease in systemic lupus erythematosus compared with type-1 diabetes mellitus：a cross-sectional study of two cohorts[J]. Lupus，24(1)：58-65.

Kuchulakanti，Chu W W，Torguson R，et al，2006. Correlates and long-term outcomes of angiographically proven stent thrombosis with sirolimus- and paclitaxel-eluting stents[J]. Circulation，113(8)：1108-1113.

Kuwana M，Kaburaki J，Okazaki Y，et al，2006. Two types of autoantibody-mediated thrombocytopenia in patients with systemic lupus erythematosus[J]. Rheumatology (Oxford)，45(7)：851-854.

Kuwana M，Okazaki Y，Ikeda Y，2014. Detection of circulating B cells producing anti-GPIb autoantibodies in patients with immune thrombocytopenia[J]. PLoS One，9(1)：e86943.

Moroni G，Quaglini S，Gallelli B，et al，2013. Progressive improvement of patient and renal survival and reduction of morbidity over time in patients with lupus nephritis (LN) followed for 20 years[J]. Lupus，22(8)：810-818.

Russo A，Cannizzo M，Ghetti G，et al，2011. Idiopathic thrombocytopenic purpura and coronary artery disease: comparison between coronary artery bypass grafting and percutaneous coronary intervention[J]. Interact Cardiovasc Thorac Surg，13(2)：153-157.

Schoenfeld S R，Kasturi S，Costenbader K H，et al，2013. The epidemiology of atherosclerotic cardiovascular disease among patients with SLE：a systematic review[J]. Semin Arthritis Rheum，43(1)：77-95.

Thorburn C M，Ward M M，2003. Hospitalizations for coronary artery disease among patients with systemic lupus erythematosus[J]. Arthritis Rheum，48(9)：2519-2523.

Torbey E，Yacoub H，Mccord D，et al，2013. Two cases and review of the literature：primary percutaneous angiography and antiplatelet management in patients with immune thrombocytopenic purpura[J]. ISRN Hematol：174，659.

Trabattoni D，Fabbiocchi F，Montorsi P，et al，2007. Stent thrombosis after sirolimus- and paclitaxel-eluting stent implantation in daily clinical practice：analysis of a single center registry[J]. Catheter Cardiovasc Interv，70(3)：415-421.

Wang F，Stouffer G A，Waxman S，et al，2002. Late coronary stent thrombosis：early vs. late stent thrombosis in the stent era[J]. Catheter Cardiovasc Interv，55(2)：142-147.

Ward M M，2004. Outcomes of hospitalizations for myocardial infarctions and cerebrovascular accidents in patients with systemic lupus erythematosus[J]. Arthritis Rheum，50(10)：3170-3176.

（蔡玮婷　高涵翔　张　锦）

09　主动脉窦动脉瘤破裂的急诊介入封堵治疗

视点

主动脉窦动脉瘤又称瓦氏窦瘤，是一种罕见的先天性心脏病，病变多累及右冠状动脉窦，主动脉窦动脉瘤破裂后迅速出现心衰的症状。传统治疗手段为经胸手术闭合切除瘤体，通过直接缝合或采用人工材料重新连接主动脉壁和心脏，目前多采用经导管封堵治疗，但多为择期手术，急诊手术鲜有报道。此病例为主动脉窦动脉瘤破裂后出现血流动力学不稳定情况，积极行急诊经导管封堵术，术后患者康复良好。因而，急诊介入封堵术将是主动脉窦动脉瘤破裂治疗的一种手段，但仍需不断积累经验，更好地救治患者。

【病历摘要】

患者，男性，59岁，主因"阵发性心悸、胸闷半个月，加重1天"于2018年8月27日入院。患者于入院前半个月无明显诱因出现心悸、胸闷，心跳快，感右侧颈部有明显搏动，伴胸部闷痛、气短不适，无大汗淋漓，无头痛、头晕，无黑矇及意识丧失，无咳嗽、咳痰，无恶心、呕吐，无反酸、嗳气。患者未予重视，于入院前1天上述症状加重，伴双下肢水肿、腹胀、纳差等，心电图提示阵发性房颤，遂就诊于我院急诊科，以"阵发性房颤　心功能不全"收住。既往史：否认高血压病、糖尿病、冠心病等慢性病史，否认手术外伤史。否认家族中类似病史。无吸烟饮酒史。

【体格检查】

体温36.3℃，脉搏136次/分，呼吸频率26次/分，血压131/74mmHg，身高170cm，体重55kg。患者平卧位，口唇略发绀，双侧颈静脉怒张，右侧为著，双肺可闻及散在湿性啰音，心界向双侧略扩大，HR145次/分，心律绝对不齐，脉搏短绌，各瓣膜听诊区未闻及病理性杂音，肝颈静脉反流征阴性，右上腹无压痛，肝脏未触及，双下肢轻度凹陷性水肿。

【实验室检查】

血常规：WBC $7.98×10^9$/L，RBC $5.01×10^{12}$/L，Hb 141g/L，PLT $472×10^9$/L，HCT 43%；尿常规：蛋白质±，尿胆原32.0；粪常规：正常；肝功能：正常；肾功能：正常；血脂：TC 1.96mmol/L，TG 0.79mmol/L，LDL-C 1.04mmol/L，HDL-C 0.84mmol/L；离子：K^+ 4.49mmol/L，Na^+ 142.0mmol/L；随机血糖：4.72mmol/L；HCY：13.56μmol/L；术前出凝血时间示：PT 12.6s，国际标准化比值（international normalized ratio，INR）1.14，APTT 39.3s；术前感染八项、免疫均正常。心肌标志物：NT-proBNP　7510pg/ml。

【辅助检查】

1. 心电图　异位心律，电轴不偏。异常心电图：快室率房颤，左心高电压，ST-T改变（图9-1）；

2. 心脏彩超　LVEF 52%，①左房及右房内径增大，左房长径7.6cm，横径4.4cm，右房长径7.7cm，横径7.6cm，右室内径增大，右室长径5.3cm，横径3.5cm；升主动脉内径3.3cm，主动脉根部内径3.0cm 肺动脉主干及左右分支内径增宽，肺动脉主干内径2.9cm，右肺动脉内径1.9cm，左肺动脉内径1.5cm；肺动脉收缩压增高（85mmHg）；②心包腔内可见少量液性暗区，左室后壁为0.4cm，左室侧壁为0.6cm；③主动脉硬化；④左室收缩功能正常，左室及右室舒张功能明显减低；⑤彩色血流：三尖瓣口可见大量偏心型反流信号，二尖瓣口可见少量反流信号，脉冲多普勒于二、三尖瓣口录得单峰频谱（图9-2）。

胸部正位片：①双肺纹理增重，右肺下野条索影；②心影增大（图9-3）。

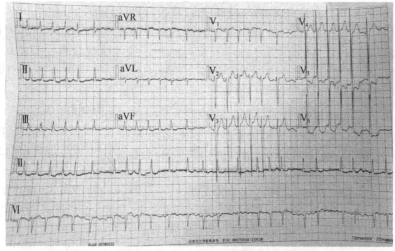

图 9-1　入院心电图：快室率房颤

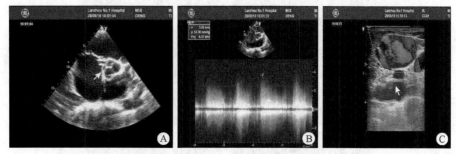

图 9-2　术前超声心动图及颈部血管检查

A. 大血管短轴切面示主动脉右冠状动脉窦局部呈囊袋膨出并突向右心房内，其上可见一破口（箭头所示）；B. 利用连续多普勒技术
由破口处录得连续性双期左向右分流频谱；C. 颈部血管扫查示颈内静脉呈瘤样扩张（箭头所示）

【诊断及诊断依据】

1. 入院诊断　①心脏扩大、心功能Ⅲ级；②持续性心房颤动。

2. 诊断依据　①心衰症状：心悸、胸闷、气短、腹胀、纳差、水肿；②体格检查：口唇略发绀，双侧颈静脉怒张，右侧为著，双肺可闻及散在湿性啰音，心界向双侧略扩大，心率145 次/分，心律绝对不齐，脉搏短绌；③心脏彩超示：左房及右房内径增大，右室内径增大；④患者的一般活动明显受限；⑤心电图示：快室率房颤。

【治疗经过】

入院给予美托洛尔缓释片（47.5mg 1/日 口服），低分子肝素钠注射液 4250 IU 2/日 皮下注射，华法林（2.25mg 1/日 口服），瑞舒伐他汀钙（10mg 1/晚 口服），呋塞米注射液（20mg 1/日 静脉注射），螺内酯（20mg 1/日 口服），枸橼酸钾颗粒（1.45g 3/日 口服），胺碘酮（200mg 3/日 口服治疗）；患者心率波动在 90～110 次/分，血压波动于 （100～124）/（61～75）mmHg。于入院第 2 天（2018 年 8 月 28 日 4:00pm），患者无明显诱因突发胸闷、气短、心悸，较前明显加重，伴明显后背胀痛感，急查心肌标志物示：NT-proBNP 4930pg/ml，TnI 0.015ng/ml，Myo 101ng/ml。右侧颈静脉较前明显扩张，急诊行床旁超声示：右心房及右心室增大，大血管短轴切面示主动脉右冠状动脉窦局部呈囊袋膨出并突向右心房内，突出范围约 14mm×8mm，其上可见一破口，破口处宽约 8mm；主动脉右冠状动脉瓣回声稍增强，心脏各瓣膜开放及活动均未见明显异常，房间隔及室间隔未见明显回声中断；彩色血流观察：于破口处可探及连续性双期由主动脉分流入右心房的分流束，最高流速约 3.7m/s，压差 55mmHg，考虑主动脉窦动脉瘤破裂，右冠状动脉窦破入右心房；进行右侧颈部血管扫

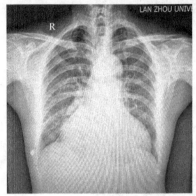

图 9-3　入院胸部正位片

查示：右侧颈内静脉局部内径明显增宽呈瘤样扩张，最宽处内径约 28mm，彩色血流显示管腔内红蓝相间涡流（图 9-3）。综合患者既往已存在主动脉窦动脉瘤及上述心脏彩超结果，上述症状多考虑为主动脉窦动脉瘤破裂。故修正诊断为：①主动脉窦动脉瘤破裂；②心脏扩大，心功能Ⅳ级；③阵发性心房颤动。4:15pm 患者乏力、头晕明显，四肢末梢冰凉，测血压 88/51mmHg，给予多巴胺注射液静脉泵入 8μg/（kg·min），同时肾上腺素静脉泵入 0.08μg/（kg·min），患者血压仍不稳定，症状较前加重。遂于当日 7:10pm 急诊行经皮主动脉窦动脉瘤破裂封堵术（图 9-4）。

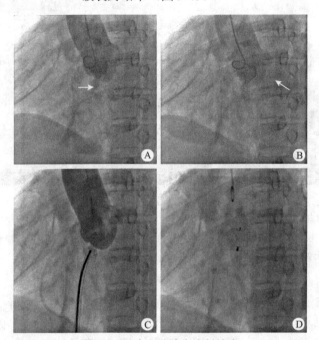

图 9-4　经皮主动脉窦瘤封堵术

A. 主动脉根部造影可见右冠状动脉窦-右心房瘘，右冠状动脉窦-右心房漏（箭头所示）；B. 主动脉瓣偏心性反流，主动脉瓣偏心性反流（箭头所示）；C. 封堵器释放后即刻造影，封堵器展开释放；D. 封堵器解脱，封堵器解脱后可见明显腰征

　　入导管室后患者高枕卧位，消毒、铺巾后穿刺右桡动脉及右股静脉，分别置入 6F、7F 鞘管，全量肝素化后，经桡动脉送入猪尾导管至主动脉根部，行主动脉根部造影，显示右冠状动脉窦-右心房瘘、主动脉瓣偏心性反流。泥鳅导丝携带 MPA 2 导管通过破裂的瘤口，导丝顺利进入下腔静脉，经下腔静脉抓捕建立轨道，沿轨道进 10F 封堵器输送鞘管，经输送装置送入记忆 PDA 14～16mm 封堵器分步释放，造影提示封堵完全，主动脉瓣反流消失，患者血压回升，解脱封堵器。术后即刻患者血压维持在（110～120）/（60～80）mmHg，气短明显缓解，逐渐减停多巴胺、去甲肾上腺素。于 8:30pm 患者安返病房，胸闷、气短症状明显缓解，血压波动在（127～151）/（78～101）mmHg，心电监护示：房扑心律，心室率波动在 55～66 次/分，右侧颈静脉怒张较前明显减弱，双肺散在湿性啰音，双下肢仍轻度水肿。术后继续给予：美托洛尔缓释片（47.5mg 1/日 口服），华法林（3mg 1/日 口服），呋塞米片（20mg 1/日 口服），螺内酯（20mg

1/日 口服），枸橼酸钾颗粒（1.45g 3/日 口服），胺碘酮片（300mg 3/日 口服治疗）；患者心率平稳波动在 55～68 次/分，为房扑心律，血压波动于（112～134）/（68～75）mmHg，胸闷、气短症状逐渐好转，双下肢水肿消失，双肺散在湿性啰音逐渐减少，右侧颈静脉怒张逐渐恢复。

术后第一天复查心脏彩超：右心房内径增大，右房内径 8.5cm×6.4cm，主动脉右冠状动脉窦与右心房之间可见封堵器回声，彩色血流观察：封堵器处未见残余分流；颈部血管扫查：颈内静脉管径明显减小（12mm），管腔内未见异常回声（图 9-5）。提示颈静脉内径较前明显减小，右心房及右心室内径均较前减小，封堵部位未见残余分流；心脏核磁提示封堵器在位，主动脉瓣未见明显反流（图 9-6）检查，术后继续密切监测患者心脏彩超指标变化（表 9-1），于入院第 14 天（2018 年 9 月 10 日 8:09am）好转出院。

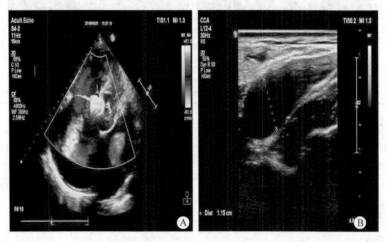

图 9-5 术后超声心动图检查

A. 大血管短轴切面示主动脉右冠状动脉窦与右心房间可见封堵器回声，封堵器处未见残余分流；B. 颈内静脉内径较前明显减小

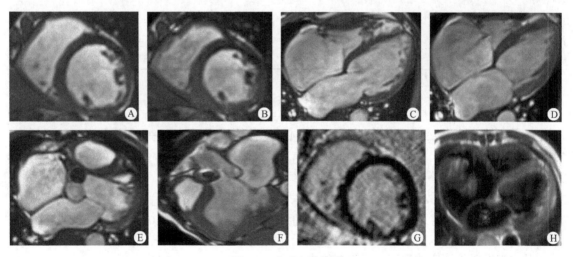

图 9-6 术后心脏核磁

A～D. 左室短轴位、四腔心舒张末期及收缩末期连续图像（A. 短轴舒张期；B. 短轴收缩期；C. 四腔心舒张期；D. 四腔心收缩期）：左室增大（舒张末期左室横径 71mm），双房增大，左室收缩运动减弱，三尖瓣反流；E～F. 水平轴位及左室三腔心连续图像：右冠状动脉窦封堵器形态、位置如常；G. 左室短轴心肌延迟强化图像：心肌无纤维化；H. 黑血 Haste 图像：右房增大

出院后转归及随访：出院 1 个多月（2018 年 9 月 29 日）随访心脏彩超：右心房内径（6.6cm×4.5cm）较前减小，封堵器处未见残余分流；颈部血管扫查：颈内静脉管径恢复至正常（4.7mm），右心房及右心室较术前明显缩小（图9-7）。

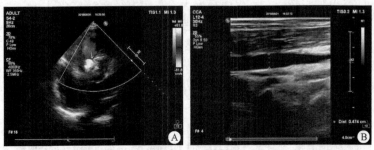

图9-7　术后1个多月复查心脏彩超

A. 大血管短轴切面示封堵器处未见残余分流；B. 颈内静脉内径恢复至正常

表9-1　术前及术后随访心脏彩超数据对比

时间	LVEF 值（%）	肺动脉压（mmHg）	颈静脉内径（cm）	三尖瓣反流差（mmHg）	右心房		右心室	
					长径(cm)	横径(cm)	长径(cm)	横径（cm）
8.27	52	85	2.8	70	7.7	7.6	5.3	3.5
8.28 封堵完	未测	50	3.2	35	9.0	6.7	6.5	4.3
8.29	未测	54	3.1	39	8.5	6.4	6.2	3.4
8.30	48	36	1.2	26	7.9	5.6	5.7	3.3
9.3	44	37	1.1	26	7.4	5.3	5.9	3.2
9.29	46	43	0.6	33	6.6	4.5	6.0	3.3

【讨论】

主动脉窦动脉瘤，病变主要指主动脉中层和主动脉瓣纤维环之间有分离或未融合。是一种罕见的先天性疾病。接受右冠状动脉窦主动脉心腔瘘管的通常是右心室，但偶尔无冠瓣受累及，瘘管直接引流入右房。左侧的主动脉很少累及。合并异常主要有室间隔缺损（ventricular septal defect，VSD），主动脉二叶瓣畸形和主动脉瓣缩窄。

一、主动脉窦动脉瘤破裂的流行病学及临床表现

流行病学：主动脉窦动脉瘤是一种罕见的疾病，其发生率只有 0.09%，其病变多累及右冠状动脉窦，研究中提示的数据为 70%，累及无冠窦 25%，累及左冠窦 5%，5%～15%的主动脉窦动脉瘤起源于无冠窦的后壁。男性多于女性。

临床表现：该病在 30～40 岁左右发生破裂，入心腔前可能不被发现，偶尔可见因冠状动脉受压出现心肌缺血。主动脉窦动脉瘤破裂常突然发生，出现胸痛以及连续的动静脉分流，左右心室容量负荷急剧加重，迅速导致心力衰竭。对以下症状体征必须怀疑此疾病：突然发作的胸痛，静息或劳累性呼吸困难，洪脉，浅表、较强的连续性杂音舒张期增强（来源于瘘管引流入右心室），右侧或左侧胸骨下端边界的震颤。

二、诊断及鉴别诊断

主动脉窦动脉瘤主要借助于二维经胸超声心动图（TTE）进行诊断。

1. 超声心动图诊断价值　利用经胸及经食管超声心动图可及时并较准确地诊断主动脉窦动脉瘤破裂的形态、大小、破入的腔室及血流动力学改变。其直接征象表现为病变主动脉窦壁局限性膨出，呈囊袋状，且膨出部位较高，位于主动脉瓣环以上，可随心动周期活动；破入的房室腔常有不同程度增大。利用彩色多普勒及频谱多普勒技术可在破口处观察到五彩镶嵌的高速过隔血流，因主动脉压力在收缩及舒张期均高于破入的腔室，故分流速度通常较高，且频谱多为双期连续性湍流频谱。然而，在某些情况下，应用常规超声心动图我们不能准确地识别冠状动脉窦与邻近结构的关系。因此，我们建议常规超声心动图结合不同的成像技术，如多角度、三维超声心动图，计算机断层扫描血管造影和主动脉血管造影术等以明确其解剖关系，为进一步手术做好基础。

2. 超声心动图鉴别诊断　膜部室间隔缺损合并膜部瘤形成：检查时应仔细辨认瘤样突起的具体部位，室间隔缺损膜部瘤位于主动脉瓣环下方，于室间隔膜部可观察到回声中断，且频谱血流信号应为收缩期而非双期连续性。

三、主动脉窦动脉瘤破裂的治疗

1. 术前治疗　包括缓解心力衰竭的治疗和可能存在的心律失常或心内膜炎的治疗。

2. 手术治疗　主动脉窦动脉瘤破裂的传统治疗手段是经手术封堵，需经胸手术闭合切除瘤体，通过直接缝合或采用人工材料重新连接主动脉壁和心脏。然而开胸手术的患者术后较长的住院时间及术后较多见的并发症如胸痛、败血症等，使得患者术后生活质量差，这使得经皮介入封堵术逐渐成为新的选择。近来的研究，多采用经导管封堵治疗。目前，针对主动脉窦动脉瘤破裂的经导管封堵手术治疗适应证尚无统一共识，一般认为主动脉窦动脉瘤破入右心房或右心室的患者适应经导管封堵治疗。经导管封堵术成功治疗主动脉窦动脉瘤破裂首次报道在1994年。2015年，Vamsidhar等人报道了成功经导管封堵了同时合并2种并发症包括动脉导管未闭及室间隔缺损的患者，随访1年，患者有轻微呼吸困难症状，其余无特殊。Kunal Mahajan等报道了一例34岁男性患者发生主动脉窦动脉瘤破裂破入右心房，急性心力衰竭症状已出现1周，成功施行了经导管封堵手术治疗，术后随访6个月没有出现任何心衰症状。

四、针对该病例的反思与总结

该患者入院第2天出现急性主动脉窦动脉瘤破裂，并出现急性心力衰竭表现，随时有生命危险，故考虑行急诊介入封堵术，手术成功，术后患者胸闷、心悸、气短等症状明显缓解，术后随访1个多月，患者一般状态较入院时明显改善，心脏彩超数据提示心脏结构较术前明显好转，收到较好的治疗效果。目前针对主动脉窦动脉瘤破裂的急诊手术病例报道甚少，从该病例中可见针对出现血流动力学障碍的患者，急诊封堵主动脉窦动脉瘤破裂不失为抢救生命的一种有效措施，但术后仍需对患者进行长期随访，关注患者心脏结构、心功能变化、症状及患者的生活质量。

参 考 文 献

Al-Senaidi K S，Al-Farqani A，Maddali M，et al，2016. Transcatheter closure of ruptured sinus of Valsalva aneurysm：report of two cases[J]. Sultan Qaboos Univ Med J，16(4)：e511-e515.

Braunwald，2016.心脏病学[M]. 陈灏珠，译. 北京：人民卫生出版社.

Cheng T O，Yang Y L，Xie M X，et al，2014. Echocardiographic diagnosis of sinus of Valsalva aneurysm：A 17-year (1995-2012) experience of 212 surgically treated patients from one single medical center in China[J]. Int J Cardiol，173(1)：33-39.

Hyun O P，Joung H B，Seong H M，et al，2018. A case report of pseudoaneurysm of left sinus of Valsalva invaded into the left ventricle with severe aortic regurgitation[J]. J Cardiothorac Surg，13：63.

Ira D，Vishwas M，Kamal P S，et al，2017. Transthoracic echocardiography versus transesophageal echocardiography for rupture sinus of Valsalva aneurysm[J]. Ann Card Anaesth，20(2)：245-246.

Kunal M，Sanjeev A，Prakash N，et al，2015. Successful device closure of a ruptured sinus of Valsalva aneurysm presenting with acute heart failure[J]. BMJ Case Rep，2015：bcr2015212883.

Vamsidhar A，Rajasekhar D，Vanajakshamma V，2015. Transcatheter device closure of multiple defects in ruptured sinus of Valsalva aneurysm[J]. Indian Heart J，67 Suppl 3：S74-77.

Weinreich M，Yu P J，Trost B，2015. Sinus of Valsalva aneurysms：Review of the literature and an update on management[J]. Clin Cardiol. 38：185-189.

Yang Yali，Zhang Li，Wang Xiefang，et al，2017. Echocardiographic diagnosis of rare pathological patterns of sinus of Valsalva aneurysm[J]. PLoS One，12(3)：e0173122.

（杨珍珍　赵存瑞　吴增颖）

10 青年女性的围产期心肌病合并主动脉夹层

视点

1 位 27 岁青年女性患者，产后出现间断胸闷、气短，全心扩大，伴咳嗽、咳少量白色泡沫样痰，给予抗感染、化痰、利尿、扩血管等纠正心功能治疗后，病情短暂好转后突然恶化，行急诊彩超明确诊断为主动脉夹层，终因病情危重抢救无效死亡。本例提示：50%年轻女性的主动脉夹层发生于妊娠后 3 个月内或产褥期早期。对于有主动脉增宽的这类患者应特别注意鉴别诊断。

【病历摘要】

患者，女性，27 岁。主因"产后间断胸闷、气短 10 天"来院。患者于入院前 10 天在当地医院顺产时出现胸闷、气短，生产过程顺利无特殊，产后仍觉间断胸闷、心悸不适，未予以重视。于入院前 2 天患者受凉后出现咳嗽、咳少量白色泡沫样痰，无头痛、头晕，无心前区疼痛、胸背部疼痛，无恶心、呕吐，无腹痛、腹泻，遂来本院急诊科就诊，查心肌标志物：CKMB 55.7 ng/ml，Myo>500 ng/ml，TnI 2.71 ng/ml，BNP 1850 pg/ml，DDIM 2810 ng/ml。血气分析：pH 7.41，PCO_2 23 mmHg，PO_2 84 mmHg。心电图示：窦性心动过速，ST-T 改变。心脏彩超：左室收缩功能明显减退（LVEF 30%），左心及右房增大，肺动脉高压（中度）。肺动脉＋冠状动脉＋主动脉 CTA：①肺动脉未见明显栓塞征象；②双肺多发斑片状磨玻璃密度影，部分小叶间隔增厚，多考虑肺水肿；③少量心包积液；④双侧胸腔积液；⑤冠脉各支未见异常狭窄及斑块征象；⑥主动脉管腔未见异常狭窄及扩张征象（图 10-1）。以"围生期心肌病"收住心内科。患者既往体健。个人史无特殊。孕 1 产 1。

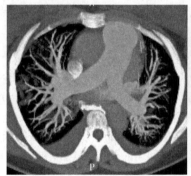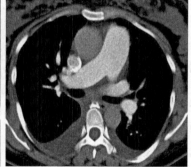

图 10-1 肺动脉、冠状动脉、主动脉 CTA 图像

【体格检查】

体温 36℃，脉搏 119 次/分，呼吸频率 21 次/分，血压 82/58 mmHg。急性病容，端坐体位。双下肺呼吸音减低，双肺可闻及中等量湿性啰音，心界向双侧略扩大，心率 119 次/分，律齐，心音低钝，各瓣膜区未闻及病理性杂音。肝脾肋下未触及。双下肢中度对称凹陷性水肿。

【实验室检查】

心肌标志物：CKMB 164 ng/ml，Myo 111 ng/ml，TnI 2.9 ng/ml，NT-proBNP 17 700 pg/ml。血常规：WBC $11.75×10^9$/L，RBC $5.10×10^{12}$/L，Hb 160g/L，PLT $204×10^9$/L。肝功能：AST 139U/L，余正常；肾功能：BUN 9.68mmol/L，Crea 99.7μmol/L，UA 460mmol/L；血脂：LDL-C

2.36mmol/L，HDL-C 1.49mmol/L；血离子：K^+ 4.20mmol/L，Na^+ 137.1mmol/L；随机血糖：6.26mmol/L；PCT 0.211ng/ml；血凝：D-D 2.87μg/ml，FDP 4.41g/L，其余正常。甲状腺功能：三碘甲状腺原氨酸 67.8ng/dl，其余正常；血、尿淀粉酶，尿、粪常规，免疫，自身抗体全项均正常。

【辅助检查】

1. 心电图 窦性心动过速，ST-T 改变同前。

2. 心脏彩超 ①左心及右房增大；②主动脉瓣钙化；③二、三尖瓣反流（轻度）；④肺动脉高压（中度）；⑤左室顺应性减低；⑥左心收缩功能明显减低（LVEF 30%）。

3. 床旁正位片 双侧肺野内大片状高密度影，多考虑：①炎症；②胸腔积液。

【诊断及诊断依据】

1. 入院诊断 ①围产期心肌病、心功能Ⅳ级（NYHA 分级），②肺部感染（双侧）。

2. 诊断依据 患者青年女性，既往无心脏病史，于产后出现胸闷、气短、水肿等心力衰竭症状，查体可闻及湿性啰音以及双下肢水肿，超声心动图示心房心室均扩大，以左心室扩大为甚，肺动脉＋冠状动脉＋主动脉 CTA 排除肺栓塞等疾病。故"围产期心肌病"诊断明确。患者有咳嗽咳痰症状，血常规示白细胞增高，结合胸片等影像学检查明确存在肺部感染。

【治疗经过】

一、紧急治疗方案

患者入院时心功能差，立即予以颈静脉置管测量中心静脉压、桡动脉穿刺监测有创血压，监测中心静脉压波动在 19cmH₂O 左右，有创血压波动在（80～130）/（50～80） mmHg。予以头孢唑肟 2g 1/12 小时 抗感染，氨溴索 30mg 2/日化痰，拜阿司匹林肠溶片 0.1g 1/日 抗血小板聚集，螺内酯片 20mg 1/日 联合托拉塞米注射液 20mg 1/日 利尿减轻心脏前负荷，硝酸甘油 1～3ml/h 静脉泵入扩冠等纠正心功能治疗，自觉症状明显减轻，肺部啰音消失，双下肢水肿逐渐消退。

二、维持治疗方案

复查血常规：WBC $8.45×10^9$/L，RBC $4.48×10^{12}$/L，Hb 139g/L，PLT $240×10^9$/L。心肌标志物：CKMB 3.2ng/ml，Myo 49ng/ml，TnI 0.046ng/ml，NT-proBNP 5160pg/ml。遂拔除有创血压监测、颈静脉置管后转往普通病房，继续予以头孢唑肟 2g 1/12 小时 抗感染，氨溴索 30mg 2/日化痰，拜阿司匹林肠溶片 0.1g 1/日 抗血小板聚集，螺内酯片 20mg 1/日 联合 呋塞米片 20mg 1/日 利尿减轻心脏前负荷。同时启动抗心室重构治疗：贝那普利 5mg 1/日、美托洛儿缓释片 23.75mg 1/日。

三、病情变化及治疗措施

于入院第 8 天患者解大便后胸闷气短症状突然加重，并出现胸骨后中段刀割样疼痛、烦躁、大汗，查体：血压 105/65 mmHg，端坐呼吸，听诊主动脉瓣区舒张期高调递减型叹气样 4/6 级杂音。遂立即复查心脏彩超示：左室前后径 7.0/4.8cm，左室长径 8.1/6.6cm，横径 5.5/4.7cm，全心扩大，左室各壁运动幅度明显减低。主动脉无冠瓣上可见一带状稍强回声，升主动脉内径增宽，主动脉窦部内径明显增宽为 4.7cm，主动脉瓣于舒张期可见关闭不全，间隙为 0.2cm，CDFI 观察：瓣下可见大量反流信号，JW/LVOH 为 54%。二尖瓣口可见大量偏心型反流信号，肺动脉瓣口可见少量反流信号，频谱多普勒于二、三尖瓣口录得单峰频谱。结论为：①主动脉瓣上带状稍强回声，多考虑主动脉瓣上隔膜？主动脉瓣关闭不全（中～重度），全心扩大，左室各壁运动幅度明显减低；②左室收缩（LVEF 35%）及舒张功能明显减低，右室舒张功能明显减低；③彩色血流：二尖瓣及主动脉瓣反流（重度），肺动脉瓣反流（轻度）；④肺动脉舒张压增高（19 mmHg）。临床诊断：主动脉夹层动脉瘤（Ⅰ型）。急请心外科医师会诊后，建议改善心功能后行外科手术治疗。立即予以吗啡 3mg 止痛，硝普钠静脉泵入维持血压在 100～110 mmHg，美托洛尔缓释片 23.75mg 控制心室率在 50～60 次/分。于入院后第 9 天 6：15am 胸痛加重，伴咳嗽、咳痰，痰中带血，心电监护示窦性心律，考虑主动脉夹层瘤破裂，立即予以吗啡、多巴胺等抢救治疗无效，于 8：49am 患者临床死亡。

【最终诊断】

①主动脉夹层瘤破裂 循环衰竭；②围产期心肌病 心功能Ⅳ级（NYHA 分级）；③肺部感染（双侧）。

【讨论】

一、围生期常见的心血管相关疾病

在 2018 欧洲心脏病学会年会（ESC2018）上，颁布的《妊娠期心血管疾病管理指南》是在 2012 版指南的基础上，经过 6 年临床循证医学证据积累和补充而最终更新完成。新版指南强调了妊娠期心血管疾病的诊断、风险评估等方面的重要性，并将妊娠期心血管疾病按照先天性心脏病、肺动脉高压、主动脉疾病、瓣膜病、冠心病、心肌病、心衰、心律失常、高血压与静脉栓塞进行了详解。其中关于围生期主动脉疾病，指南特别强调了在 40 岁前发病的女性中，50%的主动脉夹层发生于妊娠后 3 个月内或产褥期早期。近半数在妊娠期发生主动脉夹层的孕妇，都患有妊娠期高血压、子痫前期。而当马方综合征（Marfan syndrome）的女性患者怀孕后，在其孕期和围产期，也成为主动脉夹层的高危人群。

二、本例患者超声检查所提示的主动脉瓣上隔膜是什么

主动脉瓣上隔膜通常合并狭窄，称为主动脉瓣上膜样狭窄，属于主动脉瓣上狭窄的一种类型。膜样狭窄 B 超表现：主动脉瓣上有条孤立的随心脏收缩舒张飘动的线性回声，分别由主动脉前后壁向管腔内突出；主动脉前后壁两端之间即小孔所在位置，若小于主动脉瓣环径，可导致梗阻；远心端主动脉出现狭窄后扩张，其近心端主动脉也有扩张；室间隔及左心室后壁呈对称性增厚，也可呈非对称性增厚；左心室狭小，某些病例左心室也可扩张频谱多普勒：收缩期狭窄处可出现射流，峰速＞4m/s，彩色多普勒：收缩期狭窄处血流明亮，其上下方如有管腔扩张，可表现有湍流信号。

三、超声心动图对主动脉夹层的诊断价值

经胸超声心动图具有无创、经济且方便的优势，但对于主动脉夹层诊断的敏感性及准确性却不如 CT，其超声心动图表现有以下特征：主动脉内径通常增宽，主动脉管腔内可见带状的隔膜样回声，随心脏的搏动而自发摆动，将主动脉管腔分为真、假腔两部分，利用彩色多普勒技术可观察到真假两腔在心脏收缩期时的反向血流信号，假腔内的血流速度较真腔相对缓慢，假腔内有可能形成附壁血栓。夹层累及主动脉的分支时，分支的管腔内也可见隔膜样回声。因此，利用超声心动图可定位内膜裂口，显示真、假腔的状态及血流情况，还可显示并发的主动脉瓣关闭不全、心包积液及主动脉弓分支动脉的阻塞等情况。

四、超声心动图对主动脉瓣上隔膜与主动脉夹层的鉴别诊断

二者在单纯二维超声图像上有相似之处，DeBackeyⅡ型的主动脉夹层若累及主动脉根部，也可在主动脉瓣上观察到隔膜样回声；主动脉瓣上隔膜为先天性心脏畸形，是主动脉瓣上狭窄的亚型，较为少见，合并主动脉瓣关闭不全者更为罕见，尚未见临床报道。利用彩色多普勒技术可进一步观察到二者有本质区别：主动脉瓣上隔膜所在之处存在狭窄，彩色多普勒显示狭窄处血流速度增快，往往不合并主动脉瓣大量反流；而主动脉夹层（尤其是 DeBackeyⅡ型）管腔内隔膜所在之处一般不存在狭窄，可看到真、假两腔的血流方向相反且速度有差异，夹层累及主动脉瓣时会存在主动脉瓣关闭不全，瓣下可见大量反流信号。

对于类似本例临床怀疑存在主动脉夹层的患者，超声医师的诊断思路应提高对心血管危重症的认识，诊断时首先应考虑到心血管常见的危重症疾病，排除之后才应考虑先天性心脏畸形所致。另外，妊娠可成为主动脉夹层发病的诱因，对于这类人群，应特别注意主动脉瓣上隔膜及主动脉夹层声像图的区别。

五、围产期心肌病合并主动脉夹层的概况

围产期心肌病合并主动脉夹层少见，对于 40 岁以下的妇女，有半数夹层发生于孕期，典型的是在孕期后 3 个月，偶发生于产后早期。发生原因与妊娠时具有抑制胶原蛋白和弹性纤维在主动脉壁的沉积作用的雌激素水平下降，而促进非胶原蛋白在血管壁沉积的孕激素含量升高，使血管壁弹性降低而脆性增加。当血容量、心输出量增加，血压升高，对主动脉壁的冲击力增加，从而促进了主动脉夹层形成和破裂。本例患者两次 CTA 结果提示围产期合并主动脉夹层诊断明确，诱因可能为患者大便时用力使脆性增加的主动脉壁内膜发生撕裂。鉴于本病虽少见但致死率极高，对于围产期心肌病患者在治疗中应注意询问患者大便情况，并预防性使用通便类药物促进肠蠕动。

六、本例患者的主动脉夹层治疗原则

根据 CTA 及心脏彩超结果本例患者为 A 型主动脉夹层，为防止急性 A 型夹层破裂或恶化，应尽早手术治疗，慢性期患者经观察病情变化，也需手术。A 型夹层需在体外循环下进行，手术的关键是找到内膜破口位置，明确夹层远端流出道情况，根据病变不同，采用不同手术方式（升主动脉置换、Bentall 手术、Sun 手术等）。

七、本例的诊疗体会

本例患者为青年女性，于产后出现间断胸闷、气短，伴咳嗽、咳少量白色泡沫样痰，无胸痛，入院时急诊 CTA 排除肺栓塞、主动脉夹层、AMI（急性心肌梗死），给予抗感染、化痰、利尿、扩血管等纠正心功能治疗后，病情短暂好转后突然恶化，反复行彩超明确诊断为主动脉夹层，终因主动脉夹层瘤破裂抢救无效死亡。本例提示：50%青年女性的主动脉夹层发生于妊娠后 3 个月内或产褥期早期，对于合并有主动脉增宽的这类患者应在早期特别注意鉴别诊断。

参 考 文 献

Erbel R，Aboyans V，Boileau C，et al，2014. 2014 ESC Guidelines on the diagnosis and treatment of aortic diseases: document covering acute and chronic aortic diseases of the thoracic and abdominal aorta of the adult. The task force for the diagnosis and treatment of aortic diseases of the European Society of Cardiology (ESC)[J]. Eur Heart J，35(41): 2873-2926.

Johnson-Coyle L，Jensen L，Sobey A，et al，2012. Peripartum cardiomyopathy: review and practice guidelines[J]. Am J Crit Care，21(2): 89-98.

Regitz-Zagrosek V，Roos-Hesselink J W，Bauersachs J，et al，2018. 2018 ESC Guidelines for the management of cardiovascular diseases during pregnancy[J]. Eur Heart J，39(34): 3165-3241.

Sliwa K，Hilfiker-Kleiner D，Petrie M C，et al，2010. Current state of knowledge on aetiology, diagnosis, management, and therapy of peripartum cardiomyopathy: a position statement from the Heart Failure Association of the European Society of Cardiology Working Group on peripartum cardiomyopathy[J]. Eur J Heart Fail，12(8): 767-778.

（赵存瑞　张　璐　牛小伟）

11 青年患者短暂脑缺血原来竟是卵圆孔未闭惹的祸

视点

卵圆孔未闭（patent foramen ovale，PFO）是目前成人中最常见的先天性心脏异常，长期以来人们认为卵圆孔未闭一般不引起两房间的分流，对心脏血流动力学没有影响，因而认为"无关紧要"。近年来认识到卵圆孔未闭与反常栓塞所致的不明原因脑卒中、偏头痛、斜卧呼吸-直立型低氧血症和神经减压病有关。患者青年女性，常无明显诱因出现头晕，伴有黑矇、四肢无力，持续约1~2分钟后缓解，此后间断发生类似症状，频率较前增多，主因"间断性头晕5个月，四肢无力，加重1周"入院。入院后完善相关检查，诊断为短暂性脑缺血发作，心脏彩超提示卵圆孔未闭。考虑短暂性脑缺血发作可能由于PFO导致反常栓塞所致，故转入心内科行卵圆孔未闭封堵治疗。

【病历摘要】

患者，女，31岁，因"间断性头晕5个月，四肢无力，加重1周"于2018年12月26日入住神经内科。患者于入院前5个月无明显诱因出现头晕，伴有黑矇、四肢无力，持续约1~2分钟后缓解，无头痛，无恶心、呕吐，无意识丧失，无大、小便失禁，无呛咳等，患者未予重视。此后上述症状间断出现，约3~5天发作一次，可自行缓解，患者仍未就诊。本次入院前1周，上述症状发作较前加重，发作频率较前增高，每天可发作4~5次，遂于2018年12月26日就诊于我院急诊科。行CT头颅平扫＋鞍区平扫示：①头颅＋鞍区CT平扫未见明显异常，建议必要时MRI检查；②右侧上颌窦炎。为进一步明确诊治，以"短暂性脑缺血发作"收住神经内科。既往糖尿病史1年余，现使用"二甲双胍缓释片0.5g 3/日"降糖治疗，血糖控制较理想；于2011年、2017年曾行两次剖宫产手术；父母、兄弟姐妹均健康，无家族遗传倾向的疾病。

【入院查体】

体温36.8℃，脉搏102次/分，呼吸频率20次/分，血压99/69mmHg。胸廓对称起伏，呼吸自如，节律规整，肋间隙未触及明显异常，胸壁未见明显异常。双肺叩诊为清音，听诊未闻及干湿性啰音。心前区未见明显凸起及凹陷，心界正常，心率102次/分，心律整齐，未闻及病理性杂音及心包摩擦音。腹部外形平坦、软，无压痛及反跳痛。肝、脾肋下未触及。肠鸣音4次/分。双下肢无凹陷性水肿。神经系统查体：神志清，精神可，查体配合，言语清，定向力、记忆力、计算力正常。双眼球各方向运动自如到位，双瞳孔等大正圆，对光反射灵敏，双眼无眼震及复视，双侧额纹对称，闭目有力，双侧鼻沟对称，张口下颌居中，伸舌居中，咽反射正常。颈软，Kernig征（-）、Brudzinski征（-）。双侧肌容积正常。四肢肌张力正常，四肢肌力5级。四肢腱反射对称引出。双侧指鼻试验、跟膝胫试验稳准。痛觉、复合位置觉正常，音叉震动觉正常。双侧Babinski征（-），双侧括约肌功能正常。

【辅助检查】

1. 心电图 窦性心律，大致正常心电图；部分T波改变（图11-1）。

2. MR头颅平扫＋MRA＋MRV ①脑实质内未见明确异常；②双胚胎型大脑后动脉；脑MRV未见明确异常；③右下鼻甲肥大；右上颌窦黏膜囊肿；右上颌窦及蝶窦炎（图11-2）。

3. 经胸及食管超声心动图观察 ①经超声大血管短轴切面、两房心切面、心尖四腔心切面观察：房间隔可见一斜形过隔血流束，彩色束宽为 0.14cm，左向右流速为 0.7m/s。②右心声学造影：静息状态下右心显影后左心房内未见微气泡影；嘱患者行 Valsava 动作后，左房内探及数个微气泡。结论：卵圆孔未闭（右心声学造影：左心内探及数个微气泡）（图 11-3）。

4. TCD＋TCD 发泡试验示 静息状态下，注射激活盐水后于频谱内观察到 5～6 个微栓子异常声频血流信号；患者行 Valsava 动作后 7s，于频谱内观察到 16～17 个微栓子异常声频血流信号（图 11-4）。提示：生理盐水发泡试验阳性（支持右向左分流，中量，固有型）。

5. 颈部血管（颈、椎、锁骨下动脉），双侧下肢动静脉超声 未见明显异常（图 11-5）。

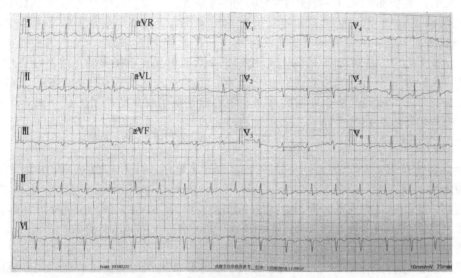

图 11-1　入院心电图：大致正常心电图

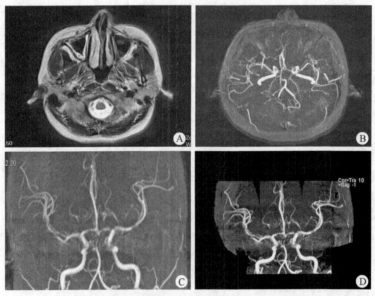

图 11-2　入院 MR 头颅平扫＋MRA＋MRV

A. MR 脑实质未见明显异常；B～D. 脑核磁动脉造影（MRA）示双胚胎型大脑后动脉，脑核磁静脉造影（MRV）未见明显异常

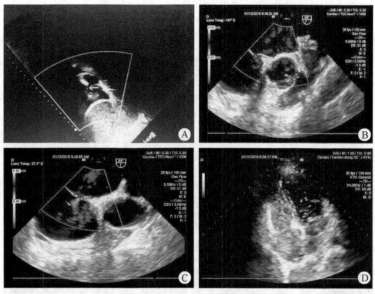

图 11-3 术前经胸及经食道超声心动图＋右心声学造影（彩图扫描封底二维码）

A. 经胸剑下两房心示 PFO（绿色箭头标记）；B、C. 食道超声大血管短轴及两房心切面示房间隔卵圆窝处可见一蓝色斜行过隔血流束；D. 右心声学造影：右心显影后嘱患者行 Vaesava 动作后，左心内探及数个微气泡（箭头标记）

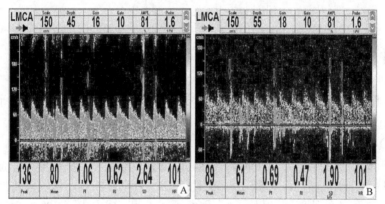

图 11-4 TCD＋TCD 发泡试验检查

A. 患者静息状态下于左侧大脑中动脉频谱内探及 5～6 个微栓子异常声频血流信号；B. 行 Valsava 动作后，于频谱内观察到 16～17 个微栓子异常声频血流信号（箭头标记）

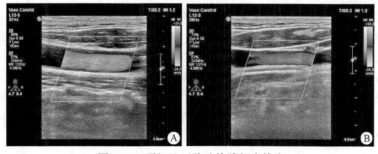

图 11-5 颈部及下肢动静脉超声检查

A. 颈部超声未见明显异常；B. 双侧下肢动静脉超声未见明显异常

【治疗经过】

结合以上检查及检验结果神经内科给予调脂稳定斑块、抗血小板聚集、改善脑功能、降糖等治疗，于 2019 年 1 月 3 日转入心内科进一步完善相关检查，排除手术禁忌证后，于 1 月 8 日在局麻下行卵圆孔未闭封堵术，术中选择腹股沟右股静脉入路，于 PFO 处置入 28 mm 卵圆孔封堵器，超声可见封堵完全，术后患者安返病房。术后次日复查超声心动图示：卵圆孔未闭封堵术后未见残余分流（图 11-6）；病情稳定，于 1 月 11 日出院，出院后低盐低脂饮食，近 3 个月避免剧烈活动；院外继续服药治疗：拜阿司匹林 0.1g 1/日（长期）、氯吡格雷 75mg 1/日（3 个月）、瑞舒伐他汀钙片 10mg 1/晚（长期）、二甲双胍 0.5g 3/日（检测血糖）；术后 1、3、6 个月门诊复查超声及心电图检查。术后两个月电话随访，患者未再出现头晕伴黑矇、四肢无力等表现。

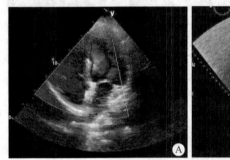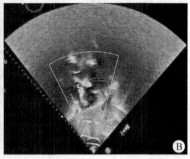

图 11-6　术后超声心动图检查

A. 经胸超声心电图心尖四腔心切面示封堵器周边未见残余分流；B. 剑下两房心切面封堵器未见残余分流

【讨论】

患者短暂性脑缺血，心脏彩超提示卵圆孔未闭，颈部血管（颈、椎、锁骨下动脉），双侧下肢动脉、双侧下肢静脉超声未见明显异常，TCD 微栓子监测示：监测到微栓子信号；考虑短暂性脑缺血发作可能由于 PFO 导致反常栓塞所致，建议行卵圆孔未闭封堵术。

一、PFO 与脑卒中的关系

PFO 是房间隔中部的裂隙，是一种先天性心脏异常。卵圆孔在胚胎期是开放的，血流自右房入左房，维持胎儿血液循环，大多数人在出生后 5～7 个月左右，继发隔与原发隔互相融合在一起，若大于 3 岁的幼儿卵圆孔仍不闭合称卵圆孔未闭；成人中有 20%～25% 的卵圆孔不完全闭合。近年来许多研究表明，卵圆孔未闭与不明原因脑卒中患者之间存在着密切的联系。约 30%～40% 的缺血性卒中为隐源性的，原因不明性缺血性卒中患者的 PFO 发生率显著高于正常人群和原因明确的缺血性卒中患者。

PFO 引起缺血性卒中的机制可能包括以下几个方面：①右心房压力高于左心房压力，由于运动、咳嗽、憋气等，或合并肺动脉高压、慢性阻塞性肺疾病、肺栓塞等疾病时，右心系统的血栓经卵圆孔流向左心系统，引起反常栓塞；②阵发性房颤等房性心律失常，可进一步增加栓塞的危险；③PFO 管道内有局部血栓形成；④卵圆孔未闭合并房间隔膨胀瘤；房间隔膨胀瘤是一个与卒中密切相关的解剖学因素，它可以随着心跳节律左右摆动，增加了分流量和血栓发生可能性；⑤合并高凝状态，PFO 导致的反常栓塞很可能合并高凝状态。

二、反常栓塞

反常栓塞是指源于静脉系统或右心房的栓子通过心脏内的交通从右向左分流通道进入左心系统，引起心、脑、肾以及外周血管的动脉栓塞。在排除心源性和动脉来源性栓子的前提下，如符合以下条件即可诊断为反常栓塞：①无左侧心脏、动脉栓子源或脑动脉栓塞；②深静脉血栓形成或肺动脉栓塞；③存在持续性或短暂性的右心系统压力增高。

三、与 PFO 相关的临床综合征

①不明原因的脑卒中：临床大部分反常栓塞表现为短暂性脑缺血发作（TIA）或不明原因脑卒中（CS）。②斜卧呼吸-直立型低氧血症：是一种罕见的疾病，患者在直立位时出现呼吸困难和低氧血症，如果主动脉伸展、膈肌麻痹、房间隔拉伸，当患者直立或弯腰时通过 PFO 的分流量增加，加重了动脉低氧血症。③顽固性偏头痛：偏头痛是一种以反复发作的单侧搏动性头痛为特点的常见慢性病，PFO 可作为通过化学触发物质与易感人群神经受体相互作用的通道，这些化学物质可导致短暂神经功能障碍，从而出现偏头痛。研究发现部分 PFO 伴偏头痛患者经 PFO 封堵治疗后，偏头痛可停止发作或减轻。④减压病：减压病是由于人在深水中忽然上浮，环境压力下降，溶于体内的气体来不及由肺排出而存留于血液和组织中，引起血管栓塞，PFO 人群患减压病的风险是正常人群的 5～13 倍。⑤阻塞性睡眠呼吸暂停综合征：其发生的基本机制可能为通气不足引起缺氧性肺血管收缩，从而导致右室充盈压升高和加重 PFO 的右向左分流。

四、不明原因脑卒中的病因

不明原因的脑卒中（concealed stroke，CS）亦称无症状脑卒中，沉默性脑卒中，通常颅脑一定功能部位出现卒中引起相应临床表现，但有时卒中出现的部位，在临床上无相应的表现或临床症状轻微，不足以引起患者及医生注意，这类卒中称之为 CS。常见病因：①心源性：常见卵圆孔未闭、房间隔缺损、房间隔膨胀瘤、房颤、心脏瓣膜病等；②肺和血管：Rendu-Osler 遗传性毛细血管扩张（肺动静脉短路引起的异常栓塞）、动脉粥样硬化、Fabry 病、主动脉夹层、主动脉夹层的附壁血栓；③凝血性疾病：a.动脉高凝状态：抗磷脂抗体综合征、Lp（a）升高、组织因子突变、高同型半胱氨酸血症；b.静脉高凝状态：遗传性原因有抗凝血酶Ⅲ缺乏、肝素辅因子Ⅱ缺乏、活化蛋白 C（APC）抵抗、纤溶系统异常（纤溶酶原或 t-PA 缺乏、PAI 升高）等，获得性原因有获得性高同型半胱氨酸血症、肿瘤。

五、RoPE 评分

RoPE 评分见表 11-1。不明原因脑卒中患者 RoPE 分数和 PFO 发生率的关系见图 11-7。

表 11-1　反常性栓塞风险量表（RoPE 评分）*

特征	得分
无高血压病史	1
无糖尿病史	1
无既往卒中或 TIA 病史	1
不吸烟	1
影像皮层梗死	1
年龄	
18～29 岁	5
30～39 岁	4
40～49 岁	3
50～59 岁	2
60～69 岁	1
≥70 岁	0

*总分 10 分，>6 分提示卒中与反常性栓塞相关

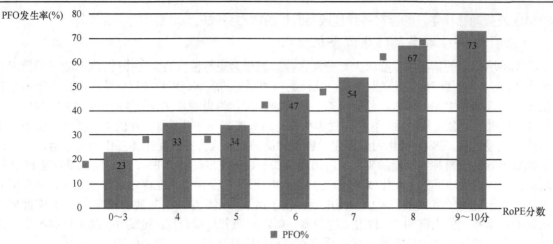

图 11-7　不明原因脑卒中患者 RoPE 分数和 PFO 发生率

六、PFO 封堵适应证

反常栓塞是 PFO 导致缺血性卒中的主要机制，经皮 PFO 封堵术能直接关闭卵圆孔，解决右向左分流，防止反常栓塞，且创伤小、恢复快，并可有效预防卒中再发。适应证有：①不明原因脑卒中（CS）/短暂性脑缺血发作（TIA）合并 PFO，有 1 个或多个 PFO 的解剖学高危因素；②CS/TIA 合并 PFO，有中-大量右向左分流，合并 1 个或多个临床高危因素；③PFO 相关脑梗死/TIA，有明确深静脉血栓（DVT）或肺栓塞，不适宜抗凝 PFO 治疗者；④PFO 相关脑梗死/TIA，使用抗血小板或抗凝治疗仍有复发；⑤CS 或外周栓塞合并 PFO，有右心或植入器械表面血栓；⑥年龄＞16 岁（有明确反常栓塞证据的患者，年龄可适当放宽）。

七、PFO 封堵对隐匿性脑卒中的疗效

不明原因的脑卒中和卵圆孔未闭（PFO）之间有较强的相关性，说明 PFO 是反常栓塞引起原因不明的脑缺血的原因之一；《新英格兰医学杂志》的一项多中心、随机化、开放标签试验调查了卒中后卵圆孔未闭封堵术后的疗效，对 PFO 封堵术 238 例患者进行随机化调查，其没有发生再次卒中的情况，故因房间隔存在右向左分流或房间隔膨胀瘤发生隐源性卒中的患者中，接受 PFO 封堵联合抗血小板治疗的患者卒中复发率低，有较好的有效性。

八、针对该病例的反思与总结

针对不明原因的脑卒中或短暂性脑缺血发作，特别是中青年患者，尤其是有基础疾病（高血压、糖尿病等）和不良嗜好（如吸烟等）患者应做 TCD 发泡试验、经胸或经食管超声心动图明确有无卵圆孔未闭；若明确有 PFO 者，需要行卵圆孔未闭封堵治疗。

参 考 文 献

马莉花，王满侠，李秀丽，等，2018. 卵圆孔未闭封堵与药物比较预防卵圆孔未闭相关隐源性卒中复发的有效性和安全性的 Meta 分析[J]. 中风与神经疾病杂志，35(08)：710-714.

黄旭中，2005. 卵圆孔未闭与反常栓塞[J]. 中国胸心血管外科临床杂志，(1)：42-45.

Jesurum J T，Fuller C J，Renz J，et al，2009. Diagnosis of secondary source of right-to-left shunt with balloon occlusion of patent foramen ovale and power M-mode transcranial doppler[J]. JACC. Cardiovascular Interventions，2(6)：561-567.

Ndergaard L，Kasner S E，Rhodes J F，et al，2017. Patent foramen ovale closure or antiplatelet therapy for cryptogenic stroke[J]. New England Journal of Medicine，377(11)：1033-1042.

Patent F，2017. Ovale closure or anticoagulation vs. antiplatelets after stroke[J]. New England Journal of Medicine，377(11)：1011-1021.

Saver J L，Carroll J D，Thaler D E，et al，2017，Long-term outcomes of patent foramen ovale closure or medical therapy after stroke[J]. New England Journal of Medicine，377(11)：1022-1032.

（刘天蕊　邓爱云）

12 　成人主动脉弓离断合并双侧颈总动脉共干及迷走右锁骨下动脉1例

视点

主动脉弓离断（interrupted aortic arch，IAA）又称主动脉弓缺如，是指升主动脉与降主动脉之间没有连接，是一种罕见的先天性心血管畸形，误诊率、漏诊率及手术死亡率高。本病很少单独发生，几乎都合并较大的动脉导管未闭，室间隔缺损及分支血管畸形。迷走右锁骨下动脉（aberrant right subclavian artery，ARSA）是一种先天性主动脉畸形，发病率占正常人群的 1%~2%。本例 66 岁男性患者主动脉弓离断位于左颈总动脉与左锁骨下动脉之间，属于 B 型，且无合并其他心脏畸形，属单纯型；颈部血管多发变异，双侧颈总动脉共干、颈总动脉及双侧锁骨下动脉多发迂曲扩张侧支循环、右侧迷走锁骨下动脉。文献对此类成人型无症状的 IAA 及合并其他血管畸形病例鲜有报道，本病例实属罕见。该患者既往体健，仅因入院前 2 日头晕入院，在给予改善脑部循环、调节代谢、改善脑功能的相应对症治疗后，患者自觉症状缓解出院。笔者通过对本例患者临床表现及影像图像特点的分析，认识到多种影像学检查方法联合的重要性，同时也提高对罕见疾病的整体认识水平。

【病历摘要】

患者，男性，66 岁，于入院前两天无明显诱因出现头晕，伴恶心、呕吐。发作时患者有天旋地转感，并伴大汗淋漓，活动后上述症状加重。无头痛、无视物旋转及视物双影，无意识丧失。遂患者就诊于我院急诊科，行超声心动图检查示：主动脉弓及降主动脉内径明显缩窄，建议主动脉 CTA 进一步检查，左室各壁增厚，少量心包积液，右侧颈内静脉瘤样扩张。颈动脉超声检查提示：①双侧颈总动脉内中膜增厚；②双侧颈总动脉扩张并发迂曲侧支形成；双侧锁骨下动脉多发迂曲侧支形成；③双侧椎动脉反向血流。CT 头颅提示：脑实质内未见明显异常密度影，建议必要时 MR 检查；双侧颈内动脉虹吸段钙化斑块；双侧上额窦、筛窦炎症；CTA 提示：主动脉弓离断（B2 型），双侧颈总动脉共干，由离断主动脉弓近端发出，双侧锁骨下动脉由离断主动脉弓远端发出，主动脉、颈总动脉及双侧锁骨下动脉多发迂曲扩张侧支循环形成；右侧迷走锁骨下动脉。急诊给予改善循环、抗晕厥等对症治疗后症状未见缓解。我院神经内科会诊后以"眩晕综合征"收住神经内科。

既往史、个人史及家族史：既往体健，无高血压、糖尿病、冠心病等病史；否认有传染病、药物过敏及手术外伤史；无饮酒史，吸烟 40 年，10 根/日；配偶体健，育有 3 子。否认家族遗传病史。

【体格检查】

体温 36.5℃，脉搏 53 次/分，呼吸频率 16 次/分，血压 113/75mmHg。神清，精神可，查体配合。双肺听诊呼吸音粗，未闻及干湿性啰音；心界正常，心率 53 次/分，律齐，各瓣膜听诊区未闻及病理性杂音。肝脾肋下未及，全腹无压痛反跳痛，Murphy 征阴性，移动性浊音阴性。神经系统检查，神清，精神可，对答切题，语言流利，查体合作。双眼球各个方向运动自如，双侧瞳孔等大正圆，对光反射灵敏，双眼无震颤、无复视。口角无偏移，伸舌居中。病理反射未引出。

【实验室检查】

急诊血液生化：K^+ 3.37mmol/L，血糖 7.04mmol/L；尿常规：正常；粪常规：正常；血脂：TC 5.77mmol/L，TG 2.40mmol/L，HCY 21.68μg/ml，LDL-C 3.73mmol/L。

【影像诊断经过】

一、超声心动图检查

1. 超声所见　心脏位置正常，各房室与大血管相对位置与连接关系正常，左房内径增大，胸骨上窝扫查：主动脉弓及降主动脉内径明显狭窄，最窄处 0.6cm，CDFI 观察：其内可见五彩镶嵌血流信号，流速为 2.3m/s；其后方可见一明显扩张的管状回声，其内录得动脉频谱；左室各壁明显增厚，最厚处为 2.2cm；心包腔内可见少量液性暗区（图 12-1）。

2. 超声结论　①主动脉弓及降主动脉明显缩窄，其后方可见一明显扩张的管状回声（性质待定），建议主动脉 CTA 进一步检查；②左室各壁增厚；③心包积液（少量）。

二、颈部血管超声检查

1. 超声所见　双侧颈部血管扫查：双侧颈总动脉内中膜增厚，厚度分别为左侧 10.6mm，右侧 21.8mm，管腔内未见异常回声，双侧颈总动脉旁可见数个侧支动脉，走形迂曲；CDFI观察：双侧颈总动脉血流充盈良好，流速正常。双侧锁骨下动脉内径对称，血流充盈良好，流速正常。旁亦可见数个侧支动脉，走形迂曲。双侧椎动脉内径对称，可见反向血流信号（图 12-2）。

2. 超声结论　①双侧颈总动脉内中膜增厚；②双侧颈总动脉扩张并发迂曲侧支形成，双侧锁骨下动脉多发迂曲侧支形成；③双侧椎动脉反向血流。

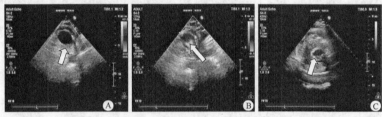

图 12-1　超声心动图检查图像

A. 胸骨上窝切面二维超声心动图显示主动脉弓及降主动脉内径明显变窄，降主动脉远端似连续性中断，主动脉弓后方可见一明显扩张的管状回声（图中箭头所示）；B. 频谱多普勒于胸骨上窝切面显示降主动脉远端血流窄细，似中断（图中箭头所示）；C. 左室心尖短轴切面显示，左室各壁明显增厚（图中箭头所示）

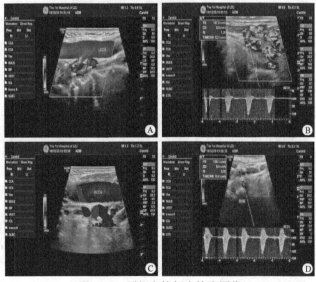

图 12-2　颈部血管超声检查图像

A. 左侧颈总动脉及其周围的侧支血管；B. 左侧椎动脉反向血流；C. 右侧颈总动脉明显增宽，周围丰富的侧支血管；D. 右侧椎动脉反向血流

三、颈部及主动脉血管 CT 造影检查

1. CTA 所见 左右冠状动脉分别开口于左右冠状窦，冠状动脉供血分布呈右优势型。右冠各段管壁光滑，未见异常狭窄及斑块。左主干显示正常。左前降支中段局灶性偏心钙化斑块形成，管腔轻度狭窄；对角支及旋支血管走行自然，管壁光整，各支均未见异常狭窄及斑块征象。心肌密度均匀，各瓣膜区未见异常钙化影。左室增大，心包腔内可见弧形液性密度影。颈部血管走行迂曲、紊乱，可见多发迂曲侧支循环形成，右侧颈总动脉及其分支由静脉替代，左侧颈总动脉未见明确显示，静脉窦内密度明显增高，高于同层面动脉密度；降主动脉显示尚可，可见发出迂曲粗大椎动脉及双侧锁骨下动脉；升主动脉管腔内密度低于同层面降主动脉；左侧显示永存上腔静脉，管腔粗大（图 12-3）。双侧颈总动脉共干，由主动脉弓近端发出，右侧较粗，主动脉弓于左锁骨下动脉与颈总动脉共干处离断，双侧锁骨下动脉由离断远端主动脉发出；主动脉、颈总动脉及双侧锁下动脉多发迂曲扩张侧支循环形成（图 12-4）。

2. CTA 结论 ①主动脉弓离断（B2 型），双侧颈总动脉共干，由离断主动脉弓近段发出，双侧锁骨下动脉由离断主动脉弓远端发出，主动脉、颈总动脉及双侧锁骨下动脉多发迂曲扩张侧支循环形成。②永存左上腔静脉。

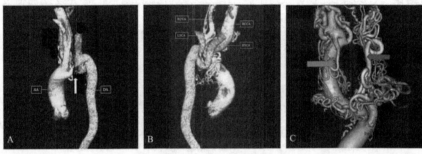

图 12-3 CTA 检查图像

A～C.三维重建示主动脉弓离断处（⟹），双侧颈总动脉由升主动脉发出，右侧颈总动脉（⟶）显著大于左侧颈总动脉（⟶）。扩张迂曲的左锁骨下动脉由降主动脉发出，右锁骨下动脉由降主动脉发出并位于气管和食管前部。丰富侧支血管形成颈部血管通路

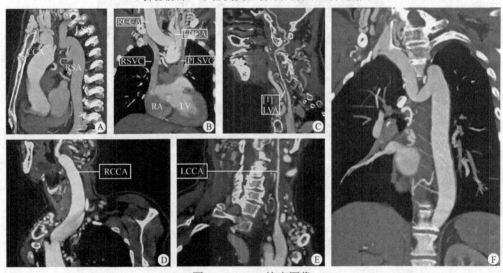

图 12-4 CTA 检查图像

A. 示主动脉弓离断处，升主动脉与降主动脉密度不同；B. 永存左上腔静脉；C. 部分左侧椎动脉位于椎间孔外且来源于左颈总动脉的侧支血管；D～E. 右颈总动脉显著大于左颈总动脉；F. 迷走右锁骨下动脉

【讨论】

一、主动脉弓离断概述

主动脉弓离断（interrupted aortic arch，IAA）又称主动脉弓缺如，指升主动脉与降主动脉之间无直接沟通，管腔连续性中断，或仅有纤维束带与降主动脉相连。是一种罕见且严重的先天性血管畸形，是主动脉弓缩窄的最严重的一种形式。此病约占先心病的1%，自然存活时间很短，90%的患儿于出生一年内死亡。大多数 IAA 合并其他心血管畸形，特别是较大的动脉导管和室间隔缺损，有人将三者并存称为"主动脉弓离断三联征"（interrupted aortic arch triad）/Steidele复合征。部分与拇指畸形并存成为"Halt-Oram"综合征。在胚胎血管发育的过程中，胎儿有 6对主动脉弓和 2 个背主动脉。正常情况下，第一对和第二对主动脉弓参与镫骨动脉的形成；第三对主动脉弓形成颈动脉系统；左侧第四弓发育成主动脉弓，近段右侧第四弓也发育成主动脉弓，近段右侧第四弓发育成无名动脉；第五对主动脉弓全部退化；第六弓远段发育成动脉导管，双侧远端第六弓发育成左、右肺动脉；左侧第七动脉形成左锁骨下动脉。右侧第七动脉参与远端右锁骨下动脉的形成。这些结构的退化异常持续存在，造成了动脉弓的变异。因 IAA 患者其主动脉近端与远端之间无血液直接相通，故血流动力学近似闭锁的主动脉弓缩窄。中断部近端的升主动脉由左心室供血，中断部远端的降主动脉靠右心室通过未闭的动脉导管供血。若同时合并室间隔缺损，室水平可见左向右分流；若动脉导管已闭，两个节段之间则靠侧支循环。不合并上述畸形的单纯型 IAA 较为罕见。根据弓中断部位，可分为三种类型：A 型，中断位于左锁骨下动脉起始处远端，占 40%；B 型，中断位于左颈总与左锁骨下动脉之间，占 55%；C型，中断位于无名动脉和左颈总动脉之间，占 5%。

二、迷走右锁骨下动脉

迷走右锁骨下动脉（aberrant right subclavian artery，ARSA）是一种先天性主动脉畸形，发病率占正常人群的 1%～2%。升主动脉与降主动脉位于血管环中间。左右颈总动脉与锁骨下动脉分别发自环的两侧。正常发育情况下，动脉弓尾部与右侧锁骨下动脉之间发生退化萎缩，最终动脉弓自右向左发出头臂干、左颈总动脉、左锁骨下动脉这三支主要血管。当退化中断发生在右颈总动脉与右锁骨下动脉之间时，即形成了迷走右锁骨下动脉变异。根据其走形，可分为食管后型（80%）、食管和气管之间型（15%）、气管前方型（5%）。ARSA 病人多无临床症状，但气管、食管和 ARSA 间可能存在着相互压迫，部分病人早期可表现出因气管和食管受压而出现的吞咽困难、刺激性干咳或声音嘶哑、呼吸困难、非特异性胸痛等症状。另外，变异动脉由于受压可引起近端狭窄、闭塞缺血，引发锁骨下动脉窃血症，此时患侧上肢缺血，同侧椎动脉可逆流入锁骨下动脉远端供应患侧上肢。近年来 CT 血管造影联合三维重建技术的应用，使得对主动脉及弓上血管分支的认识越来越深入，CT 血管造影在对该主动脉弓先天性变异的影像诊断方法中有显著的优势。

三、超声心动图的诊断价值

超声心动图在先天性心脏病 IAA 的诊断中具有很强的临床应用价值，由于其多合并心内其他畸形，而超声心动图作为影像学检查手段，具有操作简单，无辐射且可重复性高等特点，是首选的检查方法。胸骨上窝切面见主动脉弓连续性中断是该病的主要诊断依据。彩色多普勒血流显像能辨别血管及分支的起源、走向，有助于二维超声诊断的准确性。胸骨上窝切面扫查可见正常的升主动脉上升弧度消失，几乎呈直接垂直向上延伸，至少发出一支头臂干脉，而后中断，呈一盲端。与降主动脉连续性中断，其间无血流通过。A 型可见左锁骨下动脉开口远端与降主动脉连续中断，降主动脉通过未闭的动脉导管与肺动脉相通。动脉导管粗大如主动脉弓，但位置低于正常主动脉弓位置。在 B 型主动脉弓离断的病例中可看见升主动脉在左颈总动脉处中断，没有横弓。部分主动脉弓离断 B 型病例中，左侧颈总动脉分支特别粗大，发出后主动脉弓立即显示中断，所以其类型又被称为"食指指路"征。C 型无名动脉与左颈动脉之间连续性中断，左颈总动脉及左锁骨下动脉均起自降主动脉。超声心动图可清晰显示心内畸形，但对主动脉分支血管的显示不佳，在治疗上可协助完成术中监测，术后评估等，故超声心动图是 IAA 重要的检查及辅助诊断技术。

四、计算机体层血管成像（CTA）的诊断价值

计算机体层血管成像（CT angiography，CTA）目前被认为是诊断 IAA 的"金标准"。它具有无创、快速、较大的扫描视野、较高的时间分辨率以及强大的后处理功能等优势，能够多方位、多角度地观察及清晰显示心脏和大血管的解剖结构以及两者间的解剖关系，不仅可满足 IAA 的诊断需求，还能精确测量离断长度及离断处远、近端血管的直径等参数，为外科手术计划的制定提供满意充足的参考和依据。但对于合并其他的心内畸形难以做出准确的判断。

五、IAA 的相关治疗

1. 内科治疗 当考虑患儿为主动脉弓离断时，可立即予以内科处理：①静脉输入前列腺素 E 以扩张动脉导管，改善灌注；②对症治疗。

2. 手术治疗 目的在于恢复其升主动脉与降主动脉的连续，重建主动脉弓。应根据病人的年龄、主动脉弓离断的类型及合并畸形等选择是施行一期手术还是分期完成手术。

【诊疗策略的思考】

复杂性先天性心脏病及大血管发育畸形均有其固有的特点，而各种影像学检查技术均有其优势和不足。超声心动图可较好地显示心内结构，运动彩色多普勒技术可准确判断血流方向，但易受组织和气体干扰；血管造影技术可清晰显示血管的起源、走形及排列关系；重视各种影像技术，综合分析，相互补充才能为临床提供更多准确的信息，提高治疗及诊断的准确性。

参 考 文 献

梁长虹，黄美萍，2009. 先天性心脏病多层螺旋 CT 诊断学[M]. 北京：人民卫生出版社：159.

邱子维，刘璋，李汝锐，等，2018. 成人无症状主动脉弓离断一例[J]. 中国 CT 和 MRI 杂志，16(10)：151-153.

沈璐，2011. 双侧颈总动脉共干伴右侧迷走锁骨下动脉 1 例[J]. 上海医学影像，20(01)：75-76.

杨舒萍，沈浩霖，2011. 临床心脏超声影像学[M] 北京：人民卫生出版社.

张兆琪，2013. 临床心血管病影像诊断学[M] 北京：人民卫生出版社.

Celoria G C，Patton R B，1959. Congenital absence of the aortic arch[J]. Am Heart J，58：407-413.

Patel D M，Maldjian P D，Lovoulos C，2015.Interrupted aortic arch with post-interruption aneurysm and bicuspid aortic valve in an adult:
    a case report and literature review[J]. Radiol Case Rep，10(3)：5-8.

Sakellaridis T，Argiriou M，et al，2010. Latent congenital defect: interrupted aortic arch in an adult—Case report and literature review[J]. Vasc
    Endovasc Surg，44(5)：402-406.

（张　艳　陈梓娴）

13 高龄患者经导管主动脉瓣置换术 1 例

视点

一例 79 岁老年女性患者，反复出现意识丧失、呼吸困难，入院后检查明确诊断重度主动脉瓣狭窄，需手术解除主动脉瓣膜狭窄。外科认为对大于 75 岁患者实施心脏外科手术风险极高，远期预后不良，而仅接受传统药物治疗平均生存为 2 年。因此如何对该类患者进行评估，进行恰当地治疗，以期改善患者生活质量、预后是需要面临的重大挑战。

【病历摘要】

患者，女性，79 岁，以"间断性胸闷、气短伴发作性意识丧失 2 年，再发加重 2 个月"为主诉入院。患者于 2017 年 5 月活动后出现胸闷、气短，站立位时出现黑朦、意识丧失，持续约 1 分钟，醒后如常，发作时无胸痛、心悸、呼吸困难、头晕、头痛等症状，无双下肢水肿、咳嗽、咳痰等不适，患者未予重视，未经任何诊治。患者 2 年内意识丧失共发作 3 次，胸闷、气短症状呈间断性发作，并于近两个月明显加重，2019 年 4 月就诊于我院并收住心内科病房。

既往否认高血压病、糖尿病；否认传染性疾病、外伤、手术、输血史；否认药物及食物过敏史；个人史、家族史均无特殊记载。

【体格检查】

体温 36.1℃，脉搏 78 次/分，呼吸频率 18 次/分，血压 136 /56mmHg，身高 148cm，体重 40kg，神志清，精神稍差，消瘦，听诊双肺呼吸音粗，未闻及干湿性啰音，心率 78 次/分，律齐，主动脉瓣听诊区可闻及收缩期 3/6 级杂音，向颈部传导，腹平坦，肝脏肋下未及，全腹无压痛及反跳痛，肝-颈静脉回流征阴性，双下肢无明显指凹性水肿。

【实验室检查】

血常规、尿常规、粪常规正常，血液生化：Crea 118μmol/L，TC 2.81mmol/L；凝血、传染病指标均正常，NT-proBNP 4810pg/ml，血型 Rh 阳性、AB 型。

【辅助检查】

心电图提示窦性心律，肢体导联及 $V_3 \sim V_6$ 导联 T 波低平（图 13-1）。胸片提示主动脉钙化，肺纹理增粗（图 13-2）。

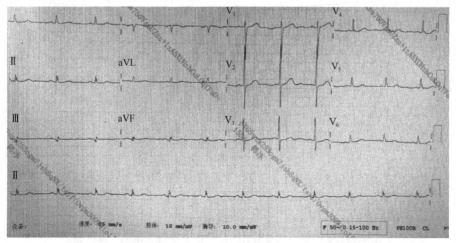

图 13-1　心电图提示窦性心律，肢体导联及 $V_3 \sim V_6$ 导联 T 波低平

心脏超声提示：①主动脉瓣狭窄，有效瓣口面积 0.6cm^2，舒张期关闭不全间隙 0.3cm，主动脉瓣前向血流速度 4.1m/s（重度，跨瓣峰值压差为 68mmHg，平均压差为 36mmHg）并关闭不全（中度）；②左室收缩功能正常，LVEF 68%，短轴缩短率（percent fractional shortening，FS%）38%，左室及右室舒张功能减低；③肺动脉收缩压增高（43mmHg），舒张压增高（22mmHg）。

1. 头颅 CT 提示 双侧额叶，半卵圆中心及岛叶皮层下多发腔隙灶；老年脑改变；大脑镰局部半圆形致密影，脑膜瘤钙化可能；额骨及右侧顶骨结节样致密影，考虑骨岛。

2. 冠脉 CTA 提示 右冠近、中段多发偏心性钙化，管腔轻度狭窄；左主干偏心钙化斑块形成；前降支近段多发及旋支中段局灶性偏心钙化斑块形成，管腔轻微狭窄；左室壁弥漫性增厚；主动脉瓣及二尖瓣瓣叶增厚并主动脉瓣钙化，主动脉硬化。

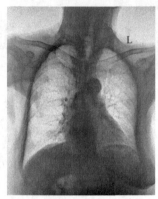

图 13-2　胸片
提示主动脉钙化，肺纹理增粗

【治疗经过】

老年患者发作性意识丧失，明确为晕厥，为一过性全脑灌注降低引起的意识障碍。结合年龄应怀疑为心源性晕厥。常见的心源性晕厥原因为：高度房室阻滞、对血流动力学有显著影响的心动过速（室性心动过速等）、急性肺动脉栓塞、重度主动脉瓣狭窄、肥厚梗阻性心肌病等。需要结合患者体格检查心率、心脏杂音等情况进行初步判断。进一步需完善心电图、超声心动图等检查进行评估。同时需要注意老年患者神经系统疾患导致晕厥可能，如癫痫、急性脑卒中等。

入院后查体患者消瘦，心率正常，主动脉瓣听诊区可闻及收缩期杂音，并向颈部传导，考虑左室流出道狭窄，结合年龄首先应考虑老年性退行性主动脉瓣狭窄可能，超声心动图检查排外肥厚梗阻性心肌病，明确为主动脉瓣狭窄诊断。

患者主动脉瓣狭窄诊断明确，病因考虑为先天性主动脉瓣二叶化畸形、退行性狭窄改变，目前已出现心力衰竭和晕厥表现，如图 13-3 所示，患者平均生存时间为 2 年，需限期进行瓣膜干预，解除主动脉瓣狭窄可改善患者症状，提高生活质量，改善远期预后。传统的方式为外科主动脉瓣置换术（surgical aortic valve replacement，SAVR），但患者高龄、虚弱指数高、肾功能不全，需要进行 STS 评分评估开胸手术的危险程度，患者 STS 评分 9.3%，为外科开胸手术高危患者，经心脏团队讨论评估，患者无法耐受 SAVR。

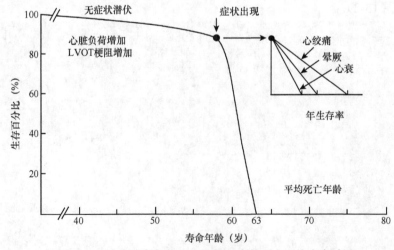

图 13-3　主动脉瓣狭窄患者出现症状-自然死亡平均生存时间

　　2002年，法国医生尝试对无法耐受外科手术的高危主动脉瓣狭窄患者经股动脉途经-穿刺房间隔，将带瓣膜支架放置在主动脉瓣环处进行植入的方法对该类患者进行救治，称为经导管主动脉瓣置换术（transcatheter aortic valve replacement，TAVR）。经过十几年的发展，影像学评估、器械、技术等取得巨大进步，为挽救该类患者提供了新的方法。经综合评估，该患者具备TVAR的指征，可考虑使用该方法解除主动脉瓣狭窄。能否接受该手术，术前需对患者全身状态、主动脉根部解剖特点进行综合评估。

　　患者入院后行CTA扫描进行评估。①对手术入路评估：需要对颈动脉、锁骨下动脉、升主动脉、心尖、股动脉这5种径路进行评估。CTA扫描范围需要由颈动脉-股动脉范围。目前常用的径路为经股动脉TAVR，占到总手术径路的82%，该径路要求股动脉直径大于6mm，无严重钙化、扭曲。经CTA评估，该患者右侧轻度扭曲，左侧股动脉明显扭曲，双侧股动脉均无明显钙化，右侧股动脉直径6.8mm，可选择经股动脉入路完成手术，右侧股动脉为主径路。②对主动脉弓角度、胸主动脉、腹主动脉的径路评估：患者主动脉弓与左心室夹角为50°，胸、腹主动脉、双侧髂动脉多处附壁血栓及钙化。手术过程中器械通过可能导致手术径路血管夹层、血管破裂，对手术带来不利影响。③对主动脉根部及左心室的评估：患者瓣环径24.2mm×16.6mm，平均20.8mm，主动脉窦26.6mm×27.5mm×26.7mm，窦管交界处直径26.5mm，左心室流出道瓣环下4mm周长64.1mm，左冠高度12.1mm、右冠高度12.3mm。左室心腔狭小、心肌显著增厚，对瓣膜胶囊的容纳、加硬导丝在左心室的稳定状态带来很大的挑战。

　　总体评估该患者为高危的主动脉狭窄患者，为植入风险及技术难度很高的病例。与患者家属充分沟通后准备为患者实施TAVR手术。

　　为患者选择麻醉方式为气管插管全麻。经右侧颈内静脉穿刺置入临时起搏电极至右心室备用，在主动脉瓣球囊扩张及瓣膜植入时行高速起搏。穿刺桡动脉行有创脉压监测。穿刺左侧股动脉为辅路入路，置入6F血管鞘管，置入主路股动脉保护导丝、Pigtail导管进行主动脉根部造影及主动脉测压。精准穿刺右侧股动脉，预留Proglide 2把，置入6F鞘管，6F JR3.5导管对右侧髂动脉造影评价入路血管，造影可见右侧髂动脉多发斑块，伴钙化，经JR 3.5导管交换Lonquest加硬导丝，交换20F鞘管。经鞘进直头导丝携带AL 1导管成功跨狭窄的主动脉瓣进入左心室，经AL 1导管进0.035 260cm J型交换导丝，交换Pigtail导管至左心室，左股动脉进Pigtail导管至无冠窦窦底，同时行压力监测（图13-4），可见左心室-主动脉压力阶差为40mmHg。

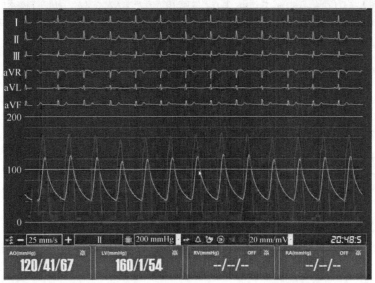

图13-4　红色压力曲线为左心室压力，白色压力曲线为主动脉压力，压力阶差为40mmHg（彩图扫描封底二维码）

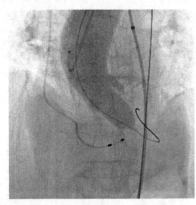

图 13-5　主动脉瓣口球囊扩张
同时行主动脉根部造影

经左心室 Pigtail 导管交换 Safari 导丝至左心室，使用 18mm Neumed 球囊行主动脉瓣球囊扩张，并在球囊扩张时行主动脉根部造影（图 13-5），以判断钙化物质扩张效果及球囊与扩张后瓣膜的间隙判断预置瓣膜的尺寸。该方法为浙江大学医学院附属第二医院王建安教授团队所首创的方法，称为"基于瓣上环球囊扩张自膨胀瓣膜测量"（supra-annular based self-expanding transcatheter aortic valve balloon sizing）（图 13-6）。因该患者瓣膜钙化较轻，因此在扩张时造影可见 20mm 球囊滑动明显，扩张后将计划植入 23mm 瓣膜增加至 26mm Venus A 主动脉瓣。输送瓣膜至瓣环处，造影确认植入位置（图 13-7）。缓慢释放瓣膜，因瓣膜打开后有明显的向左室流出道的张力，此时需要第一、第二术者很好的配合，第一术者给予牵拉，第二术者向外顶导丝，稳定后快速释放，使人工主动脉瓣进入工作状态，随后缓慢释放，并在瓣膜脱开输送系统前轻轻向内输送装置，以使瓣膜稳定释放（图 13-8）。

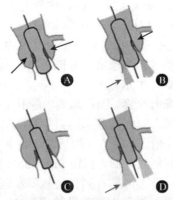

图 13-6　基于瓣上环球囊扩张自膨胀瓣膜测量

初选 18～20mm 的球囊作为测量球囊，在高速起搏下进行主动脉瓣球囊扩张，同时行主动脉根部造影，观察瓣膜与球囊切点造影剂反流进入左心室的情况进行尺寸判断。如为图 13-6 A 所示，球囊腰征明显且无造影剂反流，认为可能需要降低经 CTA 预判瓣膜型号；如为图 13-6 B、图 13-6 D 所示，可见偏心性钙化，且双侧均有造影剂反流进入左心室，认为可能需要增加瓣膜型号；如图 13-6 C 所示，球囊腰征不明显，但无造影剂反流，认为可按照预判进行选择，并可考虑高位释放

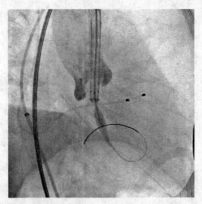

图 13-7　自膨胀式主动脉瓣膜到达预植入位置后造影确认位置

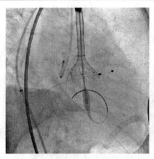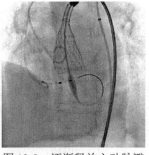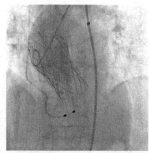

图 13-8 逐渐释放主动脉瓣

撤出输送系统，再次造影可见主动脉瓣工作良好，未见残余漏；经导丝置入 Pigtail 导管至左心室，测量压差消失（图 13-9）。

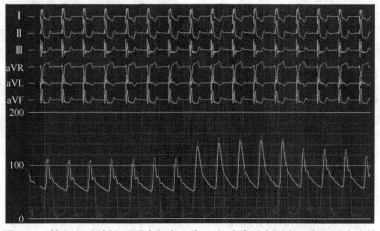

图 13-9 植入主动脉瓣后再次行左心室、主动脉压力测定，未见压力阶差

瓣膜释放后患者心电监护显示为 VVI 起搏心律，考虑患者发生Ⅲ度房室阻滞。房室阻滞为自膨胀式主动脉瓣植入后常见的并发症，永久起搏器植入率约为 17%。多考虑为瓣膜系统植入左心室流出道过深，导致传导束压迫所致，故国内有学者主张无瓣周漏、保证瓣膜稳定性的前提下提倡高位主动脉瓣释放，以期降低房室阻滞的发生率。发生房室阻滞后在何时需要植入永久起搏器目前尚无定论，该患者在植入后 VVI 持续 27 分钟后自行转复为窦性心律。术后临时起搏器保留 3 天，再未出现房室阻滞，给予拔除临时起搏器。

瓣膜释放后患者即刻收缩压由 121mmHg 降至 74mmHg，多考虑患者左心室心腔较小，左心室舒张末容积偏小，长期主动脉瓣狭窄解除后，左心室无法在短时间内适应压差的消失引起的主动脉内压下降，该现象在经导管主动脉瓣置换术（transcatheter aortic-valve replacement，TAVR）中较为常见，称为自杀性左心室（suicidal left ventricular）。此时我们给予患者快速补液，补晶体液 700ml 后患者血压仍回升不明显，仔细寻找原因，发现麻醉医师在术前为患者泵入硝酸甘油（20μg/min）以减轻心脏负荷。同时应注意是否是左心室导丝引起心室穿孔，心包填塞，超声医生行经胸超声检查未见心包积液，排除急性心包填塞。故考虑患者为自杀性左心室情况，同时给予扩血管药，停止硝酸甘油泵入，继续补胶体液 500ml 后收缩压上升至100mmHg。

患者血流动力学状态、心电稳定后，经 20F 鞘管行右髂动脉造影（图 13-10），可见轻微夹层，经对侧股动脉送入 8mm 球囊压迫 20 分钟后再次造影夹层不明显，撤出保护导丝及球囊，退出鞘管，缝合右侧股动脉。停麻醉，经气管插管吸痰，患者麻醉苏醒后拔除气管插管，护送返回 CCU 病房监护。

　　术后患者一般状态良好，血压稳定在（100～117）/（58～63）mmHg 之间，给予阿司匹林 0.1g 1/日、氯吡格雷 75mg 1/日联合抗血小板聚集治疗。目前 TAVR 术后的抗凝、抗栓方案仍无统一认识，部分单位给予华法林抗凝治疗半年，亦有单位给予新型口服抗凝药物治疗，但缺乏证据。该患者消瘦，出血风险较高，故给予双联抗血小板聚集治疗。

　　3 个月后复查患者自觉一般状态良好，无晕厥发作，呼吸困难症状较术前明显改善，体重增加 2kg。复查超声心动图未见残余漏、瓣叶活动良好（图 13-11），无血栓、无明显跨瓣压差。有文献报道表明，术后残余跨瓣压差大于 10mmHg，为瓣叶血栓的独立危险因素。

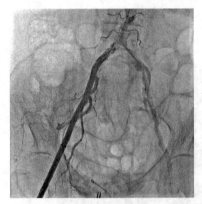 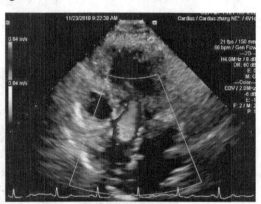

图 13-10　主入路侧髂动脉造影，可见轻微夹层　　图 13-11　随访复查超声心动图可见瓣叶活动良好，无跨瓣压差，未见血栓

【诊疗思维】

　　1992 年起，即有 Andersen 等多名学者先后报道了经皮主动脉瓣置换的动物试验，并对置入器械进行逐步改进。2002 年法国医生 Alan Cribier 首先对人体 TAVR 治疗。经皮带瓣膜支架发展已历经三代，第三代的代表性产品主要有两种：一种为 Edwards 球囊扩张生物瓣；另一种为 Core Valve 自膨胀生物瓣。TAVR 途径包括顺行法（经静脉穿刺房间隔-左心房-二尖瓣-左心室-主动脉途径）、逆行法（股动脉-主动脉路径）及经心尖法。TAVR 主要的适应证为：①症状性重度主动脉瓣狭窄（瓣膜口面积<0.8cm^2，有效瓣口面积指数<0.5cm^2/m^2），平均跨瓣压差大于 40mmHg；EF 小于 50% 的低流速、低压差重度主动脉瓣狭窄患者；②欧洲心脏手术风险评分（EuroSCORE）≥20% 或美国胸外科学会危险（STS）评分≥8%。临床入选病人绝大多数为高龄（>70～75 岁）、存在严重合并症而不能行外科手术的患者。

　　2019 年 ACC 会议上公布的 Partner 3 试验结果让所有的医生振奋，TAVR（经导管瓣膜置换）术后 2 年的初级终点（死亡及致残性卒中）比较，TAVR 组患者明显低于 SAVR（外科换瓣）组；24 个月跨瓣压差 TAVR 组明显小于 SAVR 组；24 个月瓣口面积 TAVR 组优于 SAVR 组。

　　TAVR 在临床应用中已经取得了较满意的效果但是仍有许多问题有待解决。主动脉根部解剖复杂、手术难度较大，脑卒中及缓慢心律失常等并发症发生率仍较高。技术还不能使置入的支架瓣膜与自体主动脉完全贴壁，仍有部分患者可能发生瓣膜移位，严重的瓣周漏，血栓栓塞。支架寿命有限，手术器械价格昂贵，尚无国产器械。但是随着材料工程学的进步和医生介入经验的不断积累，相信现有的一些技术难题会不断被解决，使主动脉瓣疾病介入治疗不断发展，甚至替代换瓣外科手术成为常规手术。TAVR 创伤性小，不需要心室辅助装置，不需要全身麻醉和外科手术切口的准备，使手术时间明显缩短。第三代瓣膜使我们实现真正意义上的经皮主动脉瓣置换，在不久的将来，它将改变主动脉瓣狭窄的标准治疗，尤其是对那些严重主动脉瓣狭窄的外科手术高风险患者。

参 考 文 献

Baumgartner H，Falk V，Bax J J，et al，2018.2017 ESC/EACTS guidelines for the management of valvular heart disease[J]. Rev Esp Cardiol (Engl Ed). 71(2)：110.

Braunwald E.2018.Aortic Stenosis：then and now[J]. Circulation，137(20)：2099-2100.

Cribier A，Eltchaninoff H，Bash A，et al，2002. Percutaneous transcatheter implantation of an aortic valve prosthesis for calcific aortic stenosis: first human case description[J]. Circulation，106(24)：3006-3008.

（张　钲　白　明　徐吉喆）

14 急性心肌梗死合并 A 型主动脉夹层 2 例

视点

AMI（急性心肌梗死）和主动脉夹层（aortic dissection，AD）都是心血管的急危重症，典型的 AMI 和 AD 不难诊断，然而酷似 AMI 的 AD 易误诊，甚至造成严重的后果。本病例为 2 例急性心梗为首发表现入院，一例经急诊造影及支架术后发现为主动脉夹层患者，经救治无效，宣布死亡，另一例是以心电图 ST 段压低，心肌标志物阳性入我院 CCU，经急诊床旁超声诊断为 A 型主动脉夹层，经胸痛三联确诊，积极沟通，患者自动放弃治疗出院。所以临床上，要提高对引起 AMI 病因，特别是累及冠脉开口的 AD 鉴别诊断的警惕性，该类患者往往起病隐匿，表现极不典型，首诊易与急性冠脉综合征、消化系统、神经系统等疾病混淆，而误诊、漏诊，不恰当的抗凝及溶栓治疗可导致严重后果，故早期诊断及治疗对提高此类患者预后至关重要。

病 例 1

【病历摘要】

患者，女性，79 岁，主因"胸闷伴上腹部疼痛 8 小时"于 2017 年 7 月 14 日入院。于入院前 8 小时无明显诱因出现上腹部疼痛，疼痛剧烈，伴大汗淋漓、恶心、呕吐等症状，自行服用药物后，仍自觉上腹部疼痛未缓解，遂于入院前 4 小时就诊于外院，行心电图提示：$V_1 \sim V_4$ 导联 ST 段抬高 0.2～0.3mV，考虑"急性前壁心肌梗死"，行急诊冠脉造影提示前降支近段闭塞，术中患者出现室颤，给予电除颤，恢复窦律，因患者病情危重，特转入我院，以"急性前壁心肌梗死"收住。既往有高血压史 10 年，血压最高 180/120mmHg，偶服用降压药（具体药物及剂量不详），血压控制不佳。无糖尿病及其他手术外伤史，无吸烟饮酒史。

【体格检查】

体温 36.7℃，脉搏 74 次/分，呼吸频率 20 次/分，血压 109/62mmHg，患者面色苍白，听诊双肺未闻及明显啰音，心界向左下扩大，心音低钝，心率 74 次/分，律齐，主动脉瓣区可闻及 3/6 舒张期杂音，全腹无压痛及反跳痛，无肌紧张，左下肢较右下肢皮温低，左足背动脉搏动较对侧弱。

【实验室检查】

血常规：WBC 18.38×10^9/L，RBC 4.16×10^{12}/L，Hb 114g/L，PLT 122×10^9/L，中性粒细胞百分比 91.2%。肝功能：AST 502U/L，ALT 68U/L，TP 58.9g/L，TBA 11.4μmol/L。肾功能：Urea 8.43mmol/L，Crea 95 μmol/L，UA 366 μmol/L。离子：K^+ 3.22mmol/L，Na^+ 142mmol/L，Ca^{2+} 2.07mmol/L，阴离子间隙（anion gap，AG） 23.1 mmol/L；随机血糖 13.29mmol/L。心肌标志物：TnI＞25ng/ml，CKMB 291ng/ml，Myo＞900ng/ml，NT-proBNP 1460pg/ml，D-D＞100 000 ng/ml。凝血：APTT 24.6s，FEU 4.63μg/ml。

【辅助检查】

1. 心电图 Ⅱ、Ⅲ、aVF 导联 ST 段压低 0.3～0.5mV，$V_1 \sim V_4$ 导联 ST 段抬高 0.2～0.3mV（图 14-1）。

2. 胸片 双肺纹理增重（图 14-2）。

3. 主动脉 CTA 主动脉夹层（Ⅰ型），主动脉分支血管受累：主动脉各段走行如常，于升主动脉起始部腔内可见低密度线状内膜螺旋下行，将主动脉分为密度不一的两个腔，病变向下延续至腹主动脉全程：主动脉弓上分支左锁骨下动脉、左颈总动脉及头臂干、腹腔干、肠系膜上动脉、双肾动脉受累；双侧髂总动脉受累。双下肺密度增高（图 14-3、图 14-4）。

4. 心脏超声 升主动脉内径明显增宽为 4.3cm，主动脉弓内径为 3.6cm，降主动脉内径为 3.1cm，主动脉根部可见内膜撕裂，可见夹层形成，CDFI 观察假腔内血流缓慢，方向与真腔相反。腹主动脉显示不清，多考虑主动脉夹层（Ⅰ型）；左房内径增大，左室节段性运动异常（左室心尖帽，各壁心尖段，前壁中段及前、下室间隔基底段至中段）（图 14-5）。

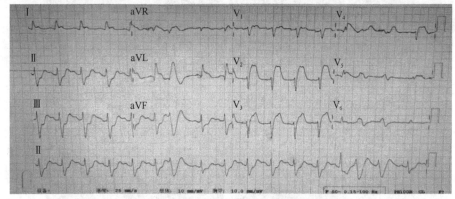

图 14-1　发病 8 小时心电图

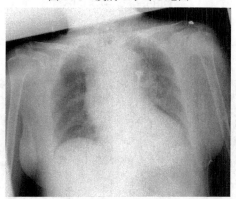

图 14-2　急诊床旁胸片

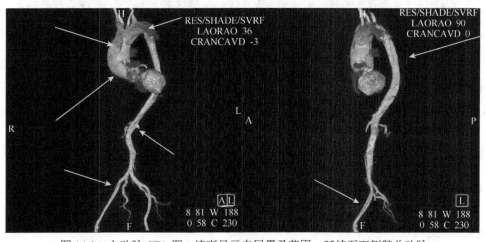

图 14-3　主动脉 CTA 图，清晰显示夹层累及范围，延续至双侧髂总动脉

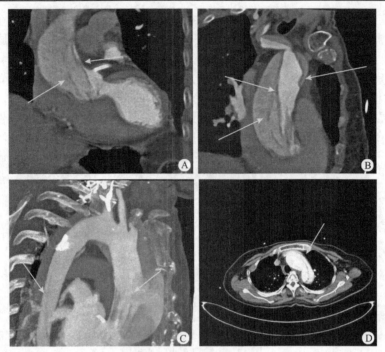

图 14-4 主动脉 CTA

A. CTA 多平面重建示破口位于主动脉起始部，剥脱的内膜向上延伸；B. CTA 多平面重建示，破口位于主动脉起始部，剥脱的内膜将主动脉分为真假腔，真腔造影剂密度更高；C. MIP 矢状切面示，分别见升主动脉、降主动脉管腔内可见低密度内膜线将主动脉分为真假腔；D. CTA 横断位示，主动脉弓管腔内可见低密度内膜线将主动脉分为真假腔

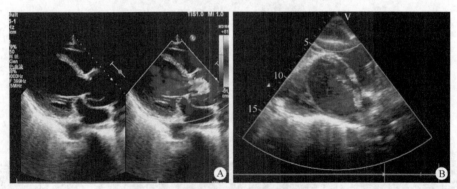

图 14-5 心脏超声

A. 左室长轴切面，可见升主动脉内径增宽，升主动脉内径 4.0cm，主动脉内大量反流；B. 主动脉短轴观，可见主动脉撕裂口

【诊断及诊断依据】

1. 入院诊断　急性前壁心肌梗死 Killip 分级 I 级；高血压病 3 级（很高危）。

2. 诊断依据　①胸闷、腹部疼痛，伴大汗淋漓、恶心、呕吐；既往有高血压史 10 年，血压最高 180/120mmHg，偶服用降压药（具体药物及剂量不详），血压控制不佳；②体征：心界向左下扩大，主动脉瓣区可闻及 3/6 级舒张期杂音；③检查：a.心电图提示：Ⅱ、Ⅲ、aVF 导联 ST 段压低 0.3～0.5mV，V_1～V_4 ST 段抬高；b.心肌标志物：TnI ＞25ng/ml，CKMB 291ng/ml，Myo＞900ng/ml，NT-proBNP 1460 pg/ml，D-D＞100 000 ng/ml。

【治疗经过】

患者经绿色通道于 2017 年 7 月 14 日 10:30am 抵达我院导管室行急诊 PCI，冠脉造影示：

左前降支最重处为 99％狭窄（图 14-6），有血栓。左冠开口及主动脉根部可见夹层，患者有创血压 78/30mmHg，给予去甲肾上腺素 0.11μg/（kg·min）静脉泵入，于左主干远段至左前降支近段植入 3.5mm×36mm 支架 1 枚，于前降支近段植入 3.25mm×15mm 支架 1 枚，于 2017 年7 月 14 日 11:02am 结束手术。因造影提示主动脉根部夹层不排除，故 11:35am 于放射科行主动脉 CTA 检查，提示主动脉夹层（Ⅰ型）。现 CTA 明确提示 A 型主动脉夹层，请心外科医师会诊后，考虑患者处于急性心梗期，暂不建议外科手术治疗。患者 6:05pm 逐渐出现心率、血压、血氧饱和度下降，多巴胺从 5μg/（kg·min）逐渐加量至 10μg/（kg·min）静脉泵入，去甲肾上腺素 10μg/（kg·min）静脉泵入，持续抢救至 2017 年 7 月 14 日 6:41pm，患者心电监护呈直线，宣布临床死亡。

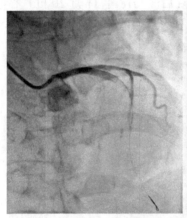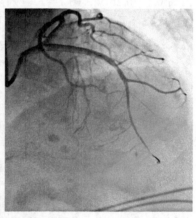

图 14-6　冠状动脉造影图

补充诊断：主动脉夹层（A 型）

病　例　2

【病历摘要】

　　患者，男性，50 岁，主因"间断胸痛 7 天"于 2018 年 11 月 20 日入院。患者于入院前 6 天（2018 年 11 月 14 日）15 时左右休息时突发剧烈胸痛，呈持续性痛，伴腹痛、头痛、腰痛，呈持续性闷痛，无其他部位放射痛，伴乏力，经休息症状持续 1～2 小时后缓解，遂就诊于我院急诊科。行心电图检查：①窦性心律，②ST 段显著压低 0.3～0.5mV，③aVR 导联 ST 段抬高 0.1～0.2mV，给予药物治疗后症状缓解（具体药物及剂量不详），患者拒绝行进一步检查，返回家中后，上述症状无明显诱因反复发作，性质同前，持续 1～2 小时自行缓解，并逐渐出现夜间大汗、右下肢疼痛。患者于入院前 1 小时再次无明显诱因出现胸痛、头痛，为求进一步诊治，遂就诊于我院急诊科，查心肌标志物示：（2018 年 11 月 20 日 3:12pm）CKMB 3.7ng/ml、TnI 0.29ng/ml、Myo 86ng/ml，以"急性心肌梗死"收住 CCU。患者既往无高血压、糖尿病病史，无药物过敏史。

【体格检查】

　　体温 36.3℃，脉搏 70 次/分，呼吸频率 19 次/分，血压 120/60mmHg，慢性病容，神志清楚、精神尚可，查体配合，平车推入病房。听诊双肺呼吸音清，未闻及明显干湿性啰音。心界向左下扩大，心率 70 次/分，律齐，主动脉瓣听诊区可闻及舒张期 3/6 级杂音。腹平软，全腹无压痛、反跳痛，肝脾肋下未触及，肠鸣音 4 次/分。双下肢无水肿。

【实验室检查】

血常规：WBC 6.41×10^9/L，RBC 4.43×10^{12}/L，Hb 145g/L，PLT 128×10^9/L，中性粒细胞百分比 74.7%。肝功能：正常。肾功能：Urea 10.07mmol/L，Crea 99μmol/L，UA561 μmol/L。离子：K$^+$ 3.67mmol/L，Na$^+$ 139mmol/L；随机血糖 5.39mmol/L；血脂：正常。HCY 18.64μmol /L。术前出凝血：FDP 4.87g/l，TT 11.4s；D-D 1.29μg/ml。心肌标志物：TnI 0.29ng/ml，CKMB 3.7ng/ml、Myo 86ng/ml。

【辅助检查】

1. 心电图 外院（2018 年 11 月 14 日）心电图提示窦性心律，显著 ST 段压低 0.3～0.5mV；aVR 导联 ST 段抬高 0.1～0.2mV（图 14-7）。入院后（2018 年 11 月 20 日）心电图提示：窦性心律，Ⅱ、Ⅲ、aVF 导联 ST 段广泛压低 0.1～0.3mV，aVR 导联 ST 段抬高 0.05mV（图 14-8）。

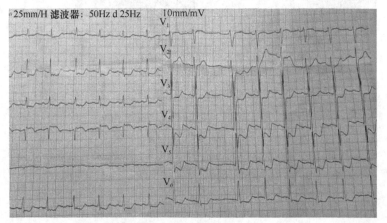

图 14-7　入院 6 天前 ECG

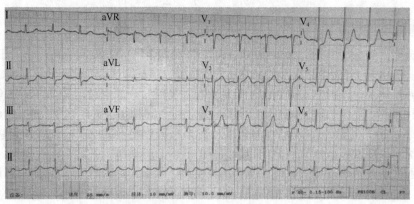

图 14-8　入院后 ECG

2. 心脏超声 升主动脉内径增宽为 5.0cm，窦部内径为 5.5cm；距主动脉根部 1.0cm 处可见主动脉内膜撕裂，夹层形成，真腔位于后方，假腔位于前方，CDFI 观察：假腔内血流缓慢，方向与真腔相反。超声诊断：升主动脉瘤样扩张并主动脉夹层（A 型）并主动脉瓣关闭不全（重度）；少量心包积液；右房内径正常高限，肺动脉瓣环、主干及左右分支内径增宽，肺动脉收缩压增高（52mmHg）（图 14-9）。

3. 主动脉 CTA 主动脉分支血管受累；升主动脉瘤（直径约 64mm）考虑主动脉夹层（Ⅰ型）；左肺上叶尖后段及左肺下叶背段团片影，多考虑肺结核；双肺多发斑片状模糊高密度影及索条影，考虑感染；右肺小叶间隔增厚，考虑局限性肺水肿（图 14-10）。

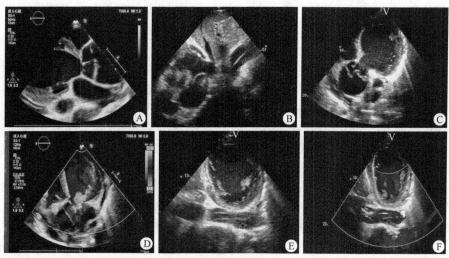

图 14-9　心脏超声

A. 胸骨旁左室长轴切面，可见升主动脉内径增宽为 5.0cm，窦部内径为 5.5cm，升主动脉内可见异常回声漂浮；B. 剑下切面，腹主动脉内可见异常条带状回声；C. 心尖五腔心切面，提示距离主动脉根部 1.0cm 处，主动脉内膜撕裂，可见膜状回声漂浮；D. 心尖五腔心切面，CDFI 观察：可见主动脉瓣大量反流；E. 胸骨旁乳头肌水平，观察胸主动脉，可见主动脉内条带状异常回声；F.胸主动脉彩色多普勒示：撕脱内膜将主动脉分为真假两腔

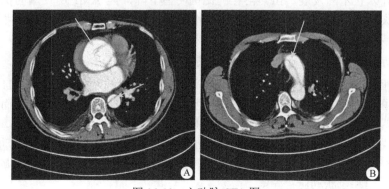

图 14-10　主动脉 CTA 图

A. CTA 横轴位示，升主动脉根部、降主动脉分别见低密度的内膜线影，低密度内膜线将升主动脉、降主动脉分为真假腔；B. CTA 示，主动脉弓，见低密度的内膜线将其分为真假腔

【治疗经过】

患者于 2017 年 11 月 20 日 5:00pm 收住 CCU 病房，入院后仍有持续胸痛，复查心肌标志物：TnI 0.25ng/ml，CKMB 4.3ng/ml，NT-proBNP15 900pg/ml，Myo 78ng/ml，D-D 1480 ng/ml，心率波动在 70～75 次/分，血压波动在（115～120）/（60～65）mmHg。建议患者急诊行冠状动脉造影手术，患者拒绝。5:25pm 急诊行床旁超声可见升主动脉内径增宽为 5.0cm，窦部内径为 5.5cm；距主动脉根部 1.0cm 处可见主动脉内膜撕裂，夹层形成，考虑升主动脉瘤样扩张并主动脉夹层（A 型）并主动脉瓣关闭不全（重度）。遂 5:35pm 急诊行胸痛三联进一步评估病变累及范围，CTA 检查示主动脉分支血管受累；升主动脉瘤（直径约 64mm）考虑主动脉夹层（Ⅰ型），详细交代病情，建议尽快手术，患者拒绝进一步治疗，于 2017 年 11 月 20 日 8:51pm 自动出院。随后电话随访，无法接通。

【诊断及诊断依据】

1. 入院诊断　主动脉夹层（Ⅰ型）并主动脉瓣关闭不全（重度）；心包积液；肺水肿；陈旧性肺结核；胸腔积液。

2. 诊断依据

（1）症状：胸痛、胸闷、腹痛、头痛、腰痛，右侧下肢疼痛、纳差。

（2）查体：心界向左下扩大，主动脉瓣听诊区可闻及舒张期 3/6 级杂音。

（3）检查：①心电图提示：外院（2018 年 11 月 14 日）心电图提示窦性心律，显著 ST 段压低；aVR 导联 ST 段抬高 0.1～0.2mV（图 14-7）。入院后（2018 年 11 月 20 日）心电图提示：窦性心律，Ⅱ、Ⅲ、aVF 导联 ST 段压低 0.1～0.3mV，aVR 导联 ST 段抬高 0.05mV（图 14-8）。②入院后心脏超声提示：升主动脉瘤样扩张并主动脉夹层（A 型）并主动脉瓣关闭不全（重度）；少量心包积液。③主动脉 CTA 提示：升主动脉瘤（直径约 64mm）考虑主动脉夹层（Ⅰ型）；左肺上叶尖后段及左肺下叶背段团片影，多考虑肺结核；双肺多发斑片状模糊高密度影及索条影，考虑感染；右肺小叶间隔增厚，考虑局限性肺水肿。④肾功能：Urea 10.07mmol/L，Crea 99μmol/L，UA 561μmol/L。D-D：1.29μg/ml。心肌标志物：TnI 0.29ng/ml，CKMB 3.7ng/ml、MYO 86ng/ml。

【讨论】

急性主动脉夹层累及升主动脉，即 A 型主动脉夹层，发病后每小时的病死率增加 1%～2%，2 周的病死率高达 80%，主动脉夹层的患者实施溶栓治疗早期死亡率高达 71%，多死于心包填塞。随着心脏介入技术的发展，虽然溶栓的比例明显下降，但 AMI 所使用的抗血小板和抗凝药物对主动脉夹层患者的预后也非常不利。若将主动脉夹层误诊为 AMI，给予积极的抗凝、抗血小板、溶栓或者介入治疗，其后果可能是灾难性的。

一、主动脉夹层累及冠脉的发病率及机制

以往文献报道升主动脉夹层累及冠状动脉导致心肌梗死的发病率分别有 11.3%，4.6% 及 8%，在大样本的 IRAD 研究中 CT 检查发现冠状动脉受累的比例高达 14.2%，而临床确诊心肌梗死的比例则为 3.6%。AD 可能导致 AMI 的机制：①内膜撕裂累及冠状动脉口；②扩张的假腔可能压迫近端冠状动脉；③漂浮的内膜片可能延伸到冠状动脉口，阻塞冠状动脉血流；④一些间接机制可能引起明显的应激反应，使交感神经系统突然激活，儿茶酚胺过量释放，导致心律失常、心动过速和冠状动脉痉挛等。

二、AMI 主动脉与夹层的漏误诊原因分析

1. 主动脉夹层易误诊为 AMI 有以下几方面的原因　①两者有相同的危险因素，如高血压病史；②两者有相似的临床表现如胸痛、呼吸困难、晕厥等；③临床医师对于胸痛，同时存在类似 AMI 的心电图表现的主动脉夹层患者缺乏警惕，常会误诊为 AMI 而忽视主动脉夹层的鉴别诊断。

2. 疑诊 AMI 的患者出现以下特点时要注意排除 AD　①双侧血压不对称；②有心肌梗死不能解释的神经系统症状：定位体征（20%）、晕厥、截瘫、脑卒中、声音嘶哑、Horner 综合征等；主动脉瓣听诊区闻及舒张期杂音；③虽然起病心电图符合 AMI 表现，但是缺乏动态演变，对应的导联 ST 段无镜像改变；④时间窗内多次心肌标志物检查正常，急诊冠状动脉造影正常或者未发现冠状动脉开口等。

三、主动脉夹层合并心肌梗死的原因

Stanford A 型 AD（主动脉夹层）病例，如存在近端主动脉夹层分离，内膜片会累及冠状动脉开口，引起急性心肌缺血甚至 AMI，大约 20% 的 A 型 AD 患者存在心肌缺血或心肌梗死的心电图改变。AD 对右冠状动脉影响比左冠状动脉更大，故 AD 易并发急性下壁心肌梗死。若单纯根据心电图 ST 段抬高、病理性 Q 波及心肌标志物的改变，患者具溶栓的指征，而急于行溶栓抗凝治疗，忽视了 AD 同时存在时，因溶栓治疗影响到夹层假腔血栓的封闭作用，导致夹层范围扩大，加重夹层的撕裂，甚至有可能加速患者死亡。

所以对于 AMI 患者，尤其是下壁心肌梗死患者，临床上如存在非急性心肌梗死所能解释的临床表现时，如血管压迫症状，神经系统症状，疼痛持续剧烈，非常规降压药物所能控制的顽固性高血压，心电图未见动态演变时，需仔细观察有无 AD 可能，尤其需观察是否存在夹层累及主动脉瓣出现的主动脉关闭不全的心脏杂音、心包填塞、周围血管症、脑血管意外的相应症状及双侧血压的差异等阳性体征。尽早进行及时必要的相关检查明确诊断。

四、急诊床旁经胸超声对诊断主动脉夹层的识别

急诊床旁超声是一种无创、快速、可重复的床旁初筛检查手段。随着超声影像技术的发展，仪器分辨率的提高，急诊床旁经胸超声（transthoracic echocardiography，TTE）对 A 型主动脉夹层可进行快速、准确的诊断。

TTE 诊断 AD 的直接征象：主动脉内膜分离呈带状或线状回声漂浮摆动或主动脉壁内血肿征象（主动脉壁呈环形或新月形增厚>5mm）。间接征象：升主动脉根部增宽，直径>42mm、心包积液/心脏压塞征象、彩色多普勒提示主动脉瓣大量反流。测量部位包括胸骨旁、胸骨上区及心尖区。TTE 用于诊断 A 型急性主动脉夹层的汇总敏感性为 79%，特异性可达 95%。

尽管急诊床旁超声能对主动脉近端病变较好的观察，对 A 型主动脉夹层有较高的诊断价值，但是它也有一定的局限性，例如容易受到肥胖和肺气的干扰，要求超声医生有一定的诊断经验，对于图像不佳的患者，诊断意义有限，超声对主动脉全程观察显示欠佳。

五、主动脉 CTA 在诊断 AD 中的意义

主动脉 CTA 是诊断主动脉夹层和评估冠脉情况的有效检查，尤其对外科医师选择手术方式有着重要的指导意义。主动脉 CTA 能够显示内膜片与冠状动脉开口的位置关系。同时，通过对冠状动脉开口显影情况的观察，可以评估开口有无狭窄。但是冠状动脉开口易受运动伪影干扰，显示不清。但是 CTA 价格昂贵、检查耗时，部分危重患者转运检查具有高风险性，部分患者对 CT 造影剂过敏等限制。对于 AMI 超急性期患者可能会延误血管开通时间，但是对于模棱两可的胸痛患者的确诊是必要的。

【诊疗体会】

对于急性胸痛患者应重视病史和体格检查，并注意询问患者既往血压情况，AMI 患者在治疗前应尽可能排除 AD，D-二聚体在主动脉夹层中有很高的阴性预测价值，AMI 在 PCI 前应常规行心脏 Echo 检查，警惕下壁心梗血压反常现象。CAG 检查不符合典型冠心病改变要密切注意有无 AD，对于不能排除 AD 的患者行主动脉 CTA 检查是非常必要的。总之，临床医师要提高警惕，对于胸痛起病、心电图呈现缺血或损伤性改变的患者，要特别考虑到鉴别主动脉夹层，必要时应及时联合应用 CTA、超声心动图、MRI 等影像学检查，减少误诊、漏诊。

参 考 文 献

Evangelista A，Padilla F，Lopez-ayerbe J，et al，2009.Spanish acute aortic syndrome study：better diagnosis is not reflected in reduced mortality[J]. Rev Esp Cardiol，62(3)：255-262.

Johnson T R，Nikolaou K，Wintersperger B J，et al，2007.ECG-gated 64- MDCT angiography for the diferential diagnosis of acute chest pain[J]. Am J Roentgenol，188(1)：76-82.

Millwerd D K，Robinson N J，Craige E，et al，1972.Dissecting aortic aneurysm diagnosed by echocardiography in a patient with rupture of the aneurysm into the right atrium[J]. Am J Cardiol，30(4)：427-431.

Michene M A，Christopher C A，2010. Muhidetector CT of aortic dissection：a pictorial review[J]. Radiographics，30(2)：445-460.

Neri E，Massetti M，Barabesi L，et al，2002. Extrathoracic cannulation of the left common carotid artery in thoracic aorta operations through a left thoracotomy：preliminary experience in 26 patients[J]. Thorac Cardiovasc Surg，123(5)：901-910.

（王小娟　邓爱云　高海叶）

15 高危肺栓塞患者超声诊断价值

视点

本例为 56 岁女性患者，以咳嗽、咳痰 20 余天，加重伴胸痛 1 周入院，当地医院以"感冒"治疗 10 余天，症状逐渐加重，后转入县级医院诊断为陈旧性心肌梗死，经治疗未见明显好转，遂转入我院进一步治疗。入院后急诊床旁超声提示右心增大，右心负荷增加，重度肺动脉高压，高度怀疑肺栓塞。急诊行胸痛三联征 CTA 检查提示大面积肺栓塞。急诊行肺动脉造影＋置管溶栓术，经导管内溶栓治疗后，患者症状明显缓解。肺栓塞发病和临床表现隐匿、多样，临床医师对肺栓塞的误诊率较高。急诊床旁超声心动图在提示肺栓塞诊断和排除其他心血管疾患方面有重要价值。

【病历摘要】

患者，女性，56 岁，主因"咳嗽、咳痰 20 余天，加重伴胸痛 1 周"于 2019 年 1 月 4 日入院。患者于入院前 20 余天受凉后出现咳嗽、咳痰，伴轻微胸闷、气短，活动时加重，休息后减轻，患者自行服药（具体药物及剂量不详），上述症状无明显好转。2018 年 12 月 8 日就诊于当地医院，考虑为"感冒"，给予对症治疗，上述症状无明显好转。为求进一步诊治，于 2019 年 1 月 1 日就诊当地县医院，入院后心电图示 Ⅱ、Ⅲ、aVF 导联呈 Q 波，完善相关检查后考虑为"陈旧性心肌梗死"，给予扩冠、改善循环、双联抗血小板等对症治疗（具体药物及剂量不详），上述症状仍无明显好转。为求进一步诊治，就诊于我院，门诊以"陈旧性心肌梗死"收住。既往史：3 年前患"甲状腺功能亢进"，规律服用"甲巯咪唑片"两年，复查示"甲减"，遂于半年前停药，停药后未规律复查。否认有手术外伤史，预防接种史不详。无吸烟饮酒史，有"青霉素"过敏史。

【体格检查】

体温 36.6℃，脉搏 102 次/分，呼吸频率 22 次/分，血压 115/80mmHg，慢性病容，口唇无发绀，表情自如，神志清楚，平卧在床。胸廓对称起伏，呼吸急促。肺部叩诊音清，右肺呼吸音减低，未闻及明显干湿啰音。心界向左侧移位，心率 102 次/分，律齐，肺动脉瓣区第二心音亢进（P2＞A2），三尖瓣区可闻及收缩期杂音，未闻及心包摩擦音。腹部平坦，无压痛及反跳痛。肝、脾肋下未触及。肠鸣音 4 次/分。双下肢无水肿。

【实验室检查】

血常规：WBC $10.19×10^9$/L，RBC $4.31×10^{12}$/L，Hb 115g/L，PLT $121×10^9$/L，淋巴细胞百分比 19.9%，中性粒细胞百分比 72.6%。肝功能：AST 51U/L，总蛋白（total protein，TP）58.9g/L，GGT 78.8U/L。肾功能：Urea 8.60mmol/L，Urea/Crea 125。离子：K^+ 4.12mmol/L，Na^+ 133.0mmol/L。随机血糖 6.99mmol/L，HCY 20.86μmol/L。凝血：APTT 24.6s，FEU 4.63μg/ml。D-D：4.63μg/ml。心肌标志物：hsTnI 0.030ng/ml，BNP 1190.2pg/ml。

【辅助检查】

1. 心电图 2019 年 1 月 1 日外院心电图：窦性心动过速，Ⅱ、Ⅲ、aVF 导联 Q 波，T 波改变，2019 年 1 月 4 日我院心电图：窦性心律，ST-T 改变，Ⅱ、Ⅲ、aVF 导联及 V_1～V_3 导联 T 波倒置（图 15-1）。

2. 心脏超声 LVEF 53%，右心系统内径明显增大，右房长径 6.1cm，横径 5.2cm，右室长径 5.6cm，横径 4.1cm；重度肺动脉高压（收缩压 104mmHg，舒张压 41mmHg）；右室收缩功能减低（右室面积变化率 29.7%，右室射血分数 36%）；舒张功能明显减低，建议肺动脉 CTA

进一步检查：心包积液（微量）；右心声学造影，左心房内未见明显微气泡显影（图 15-2）。

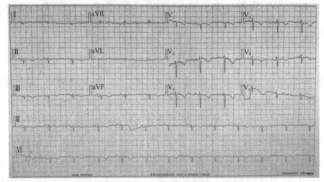

图 15-1　入院心电图

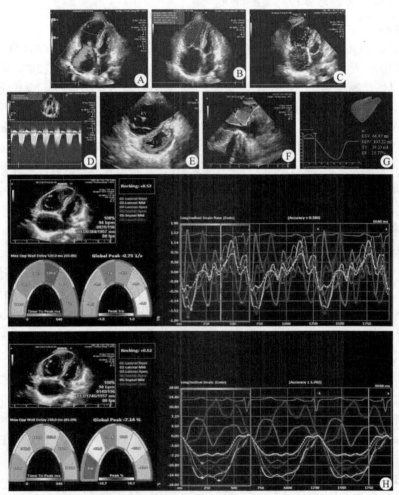

图 15-2　心脏超声

A. 心尖四腔切面示三尖瓣大量反流；B. 右室 RVFAC（面积变化率）29.7%，RVEF 0.36；C. 心尖四腔切面右心比左心扩大明显，右心声学造影气泡只有右心显影，左心未显影；D. 三尖瓣反流速 4.7m/s，反流压差 88mmHg；E. 右室扩大。左室被右室压扁呈"D"形；F. 下腔静脉增宽，呼吸塌陷率降低；G. 实时三维右室重建图，右室流入道，流出道及小梁部，获得右室三维容积参数，RVEDV，RVESV，RVEF 等。右室三维 EF35.7%；H. 右室应变及应变率，右室六个节段应变及应变率值减低，曲线紊乱，收缩达峰时间延迟，右室收缩同步性较差

3. 胸部正位片　双肺纹理增重，肺动脉段突出（图 15-3）。

4. 胸痛三联征 CTA 检查　①右肺动脉干、双肺动脉分支多发斑片状充盈缺损影，远端分支稀疏，考虑肺栓塞；②心脏增大，右心房为著；右肺上叶小结节；③主动脉及冠脉 CTA 未见明显异常（图 15-4）。

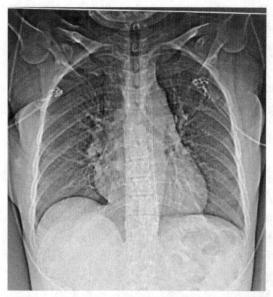

图 15-3　胸部 X 线，双肺纹理增重，肺动脉干增宽

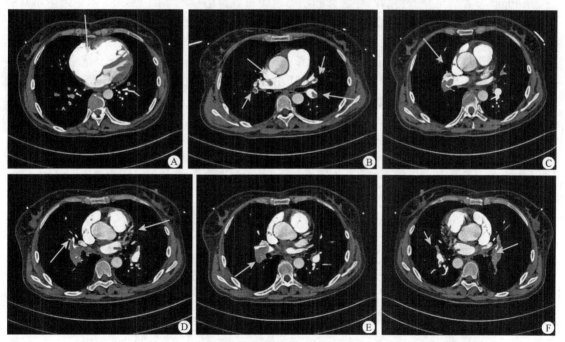

图 15-4　胸痛三联征 CTA 检查

A. 右心较左心明显增大；B. 右肺动脉主干、左肺动脉上叶、下叶分支动脉分别可见低密度的充盈缺损影；C. 右肺动脉主干可见多发低密度充盈缺损影；D. 双肺动脉下叶管腔内可见多发低密度充盈缺损影，右下肺动脉为著；E、F. 右肺动脉、左肺动脉分支动脉管腔内低密度充盈缺损影（各图中箭头所示）

【诊断及诊断依据】

1. 入院诊断　肺栓塞；肺动脉高压；右心功能不全。

2. 诊断依据

（1）症状：咳嗽、咳痰、胸闷、气短。

（2）查体：呼吸急促，右肺呼吸音减低，心界向左侧移位，肺动脉瓣区第二心音亢进（P2＞A2），三尖瓣区可闻及收缩期杂音。

（3）检查：①心脏超声：右心系统内径明显增大，右房长径 6.1cm，横径 5.2cm，右室长径 5.6cm，横径 4.1cm；重度肺动脉高压（收缩压 104mmHg，舒张压 41mmHg）；右室收缩功能减低（RVFAC 29.7%，RVEF 0.36）；右心声学造影，左心房内未见明显微气泡显影。②胸痛三联征 CTA 检查：右肺动脉干、双肺动脉分支多发斑片状充盈缺损影，远端分支稀疏，考虑肺栓塞；③实验室检查：D-D：4.63μg/ml。

【治疗经过】

患者于 2019 年 1 月 4 日 4:40pm 入院，入院后给予吸氧等对症治疗，积极完善各项检查，5:38pm 行心脏超声检查，提示右心系统内径明显增大；重度肺动脉高压（收缩压 104mmHg，舒张压 41mmHg）；右室收缩功能减低（RVFAC29.7%，RVEF0.36），建议肺动脉 CTA 进一步检查。遂急诊行胸痛三联征 CTA 检查，提示右肺动脉干、双肺动脉多发分支栓塞，因患者肺栓塞程度严重，血氧饱和度下降，血流动力学不稳定，且肺栓塞危险分层属于高危，遂于 7:10pm 请介入科会诊，会诊后建议行急诊肺动脉造影＋置管溶栓术，遂于入院当天转入介入科。

7:40pm 患者转至介入科后，行急诊肺动脉造影＋置管溶栓术（图 15-5），术中造影示双肺动脉分支栓塞，且右肺栓塞严重，术中给予链激酶 100 万 U 导管内溶栓治疗，术程顺利，术后给予依诺肝素（40mg 2/日抗凝治疗），尿激酶 100 000IU/h，持续 24h 鞘管泵入溶栓等治疗后，复查肺动脉造影，显示肺动脉干及其分支血流通畅（图 15-6）。于入院后第 9 天，患者病情好转，各项指标平稳，无特殊不适，请示上级医师出院。于院外继续口服利伐沙班（20mg 1/日抗凝治疗），3 个月后门诊复查。2019 年 4 月 15 日门诊复查心脏超声提示心内结构未见明显异常。

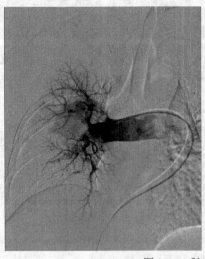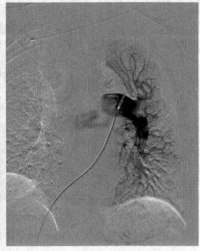

图 15-5　肺动脉造影图

导管内溶栓后肺动脉造影，经导管溶栓后显示左右肺动脉及其分支，有充盈缺损影

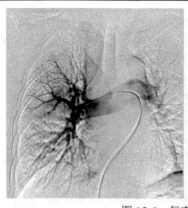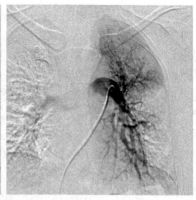

图 15-6　复查肺动脉造影图

经导管溶栓后显示左右肺动脉及其分支。左、右肺动脉主干，肺动脉干及其分支血流通畅

【讨论】

肺栓塞患者的临床表现复杂多样且缺乏特异性，急性肺栓塞发病和临床表现隐匿，使得临床医师对肺栓塞的误诊率较高。大部分患者并没有肺栓塞的典型三联征：呼吸困难、胸痛、咯血，可见于多个临床科室，因此临床医师应提高对肺栓塞的警惕性及认识。

一、急诊床旁超声心动图在肺栓塞患者中的价值

超声心动图在提示肺栓塞诊断和排除其他心血管疾患方面有重要价值。超声心动图方便，廉价，可重复性高。对急性肺栓塞患者，在床旁可发现右心室后负荷过重征象，包括出现右心室扩大、右心室游离壁运动减低，室间隔平直，三尖瓣及肺动脉瓣反流速度增快、三尖瓣收缩期位移减低等征象。

心脏超声检查可以对肺栓塞严重程度进行危险分层，右心室功能不全是急性肺栓塞早期死亡的独立且强有力的预测因子，如右心室横径＞40mm，右心房室压力阶差＞50mmHg。McConnell's 征是右心室局部室壁运动异常的一种明显的超声心动图征象，表现为右室壁运动异常，右室游离壁中间段运动减弱，心尖段运动正常或增强的现象。当出现 McConnell's 征时，常被怀疑为急性肺栓塞的诊断，McConnell's 征对肺栓塞诊断的敏感性和特异性分别为94%和77% 。

超声心动图可对肺栓塞患者右心功能进行快速及准确评估，对右心功能的评价常用指标有：

（1）三尖瓣环收缩期位移（tricuspid annular plane systolic excursion，TAPSE）：反映右室心肌的纵向收缩功能，在心尖四腔心切面，将 M 型取样线放置在三尖瓣环与右室游离壁交界处对其进行测量。在收缩期其基底环越靠近心尖部，提示右室心肌的纵向收缩功能越好。TAPSE＜18mm，表示 RV 纵向心肌的收缩相关功能障碍性增加，生存率降低。使用 TAPSE 的优点在于它简单且可重复性强，且不依赖图像质量，在日常工作中操作起来，需要的设备简单，图像分析的时间简短。但要注意 TAPSE 需要依赖角度和负荷，且它不能对肺动脉高压患者心尖部的收缩功能进行评估。

（2）面积变化分数（fractional area change，FAC）：它反映了右室纵向以及横向的收缩功能，取心尖四腔平面沿着右室侧壁、心尖部及室间隔部的心内膜，获得右室最小收缩面积 RVESA 和最大舒张面积 RVEDA，并计算右室面积变化分数（RVFAC）＝（RVEDA－RVESA）/ RVEDA×100%。FAC＜35%时，提示肺动脉高压患者右室射血分数 EF 减低。该指标的优点在于操作方便，是右室整体收缩功能的一个评估指标，且其不受心率、角度以及右心负荷的影响，但是该指标要求图像质量清晰，可重复性差。

（3）右室斑点追踪（speckle tracking imaging，STI）：该技术可对右室各个点进行跟踪，得出各个点的应变及应变率。应变代表心肌变形的能力，应变率代表单位时间内心肌形变的能力，这与心肌局部及整体收缩功能密切相关。有研究表明右室收缩期的峰值应变、收缩期峰值应变率、舒张早期峰值应变率和舒张晚期的峰值应变率等指标在肺动脉高压组中明显减低，收缩期的峰值应变随肺动脉压力增加在轻、中、重度组中逐渐减低。

（4）三维容积和 EF 的测定：右心室形态结构复杂，不能用任何一个简单的假设几何模型来较满意地表示，心室三维重建技术的发展，成功地使心脏容量可根据各心脏的实际形状计算。三维（3D）超声心动图能够更准确地重复测量 RV 容积和 EF 值。但三维图像质量受帧频影响，探测视野局限，心内膜边界识别比较困难。

右心声学造影检查意义：诊断或排除肺内或心内右向左分流相关疾病，如卵圆孔未闭、房间隔缺损、肺动静脉瘘、永存左上腔静脉、术后残余分流或侧支等。右心声学造影适应证：①隐源性脑卒中；②偏头痛，特别是有先兆偏头痛患者；③减压病患者，潜水员或航天员上岗前检查；④经皮卵圆孔未闭封堵术后的检测；⑤怀疑肺内动静脉瘘患者；⑥准确评价右心大小、结构和功能。

二、肺栓塞漏误诊及原因分析

研究显示肺栓塞的漏诊或误诊率高达 85.4%。分析原因可能为以下几点：①急性肺栓塞特别是大面积肺栓塞常出现类似冠心病表现，85% 的大面积肺栓塞心电图出现 $V_1 \sim V_4$ T 波倒置，而 19% 的非大面积肺栓塞心电图表现为 $V_1 \sim V_4$ T 波倒置。Ferrari 等报道胸前导联 $V_1 \sim V_4$ T 波倒置与急性肺栓塞的严重程度有较好的相关，这种心电图变化易导致急性肺栓塞误诊为心内膜下心肌梗死或冠状动脉供血不足。此外文献报道急性肺栓塞心电图还可表现为下壁或胸前导联 ST 段抬高，极易误诊为急性 ST 段抬高心肌梗死。②针对患者病情考虑过肺栓塞，没有及时完善肺栓塞疾病方面的辅助检查，造成确诊方面辅助检查的缺失；③存在危险因素，但未及时采取措施预防，以致发生肺栓塞；④由于基层医院不具备作肺动脉造影、核素肺通气/灌注扫描的条件，急诊床边心脏彩超医师经验不足，故常发生漏诊或误诊。

三、肺栓塞诊断及鉴别诊断

1. AMI 或冠状动脉供血不足 以下几点有助于鉴别：①肺栓塞多有下肢深静脉血栓形成病史或易患因素，发病多有突发呼吸困难，晕厥，严重低氧血症，少数伴胸痛；②虽然心电图表现为Ⅱ、Ⅲ、aVF、$V_1 \sim V_4$ 导联 ST 段改变，但仔细识别特别是动态观察心电图变化，总能发现某些急性肺栓塞特征性心电图改变，如Ⅰ导联出现 S 波，Ⅲ导联出现 Q 波，呈 SⅠQⅢ 型，不完全性右束支传导阻滞，窦性心动过速，电轴右偏等；③肺栓塞缺乏 AMI 的心电图和心肌标志物的动态改变；④超声心动图有助于两者鉴别；⑤肺动脉增强 CT 或放射性核素肺灌注显像有助于明确诊断。

2. 慢性阻塞性肺疾病（chronic obstructive pulmonary disease，COPD） COPD 患者有长期的咳嗽、咳痰和进行性加重的呼吸困难病史，通过胸部 X 线、肺功能和血气分析等检查一般不难与肺栓塞区分开来。但慢性阻塞性肺疾病患者易并发肺栓塞，应引起注意。当临床怀疑两者并存时放射性核素肺灌注扫描对鉴别诊断意义不大，可进一步做肺动脉增强 CT 或肺动脉造影检查。

3. 心肌病 慢性血栓栓塞性肺动脉高压临床上表现为慢性心力衰竭，超声心动图表现为心脏扩大，右心室室壁增厚，易误诊为心肌病。此外部分心肌病特别是限制型心肌病伴发肺动脉高压往往又可误诊为肺栓塞。结合深静脉血栓形成易患因素、血气分析、心电图改变、放射性核素肺通气/灌注显像或肺动脉增强 CT 等检查有助于两者鉴别。

四、针对该病例的反思与总结

急性肺栓塞临床症状最常见表现为不明原因的呼吸困难，而慢性肺栓塞患者可逐渐出现右心功能不全的体征，易被误诊为心功能不全。此患者在当地两家医院误诊，转入我院后行急诊心脏超声检查，发现右心室后负荷过重各种征象，积极沟通及询问病史，发现原因所在，为患者救治争取到了宝贵时间。超声心动图方便廉价，可快速评估肺动脉压力及右心功能，为肺栓塞患者危险分级提供依据。

参 考 文 献

王新房，2010. 超声心动图学[M]. 4版. 北京：人民卫生出版社.

Boilson B A，Pislaru S V，McGregor C G，et al，2012. Accuracy of echocardiographic assessment pulmonary hypertension severity and right ventricular dysfunction in patients with chronic thromboembolic pulmonary hypertension[J]. Minerva Cardioangiol，60(3)：257-265.

Falterman T J，Martinez J A，Daberkow D，et al，2001. Pulmonary embolismwith ST segment elevation in leads Vl-V4：case report and review of the literature regarding electrocardiographic changes in acute pulmonary embolism[J]. Emerg Med，21(3)：255-261.

Ferrari E，Imbert A，Chevalier T，et al，1997. The ECG in pulmonary embolism，predictive value of negative t waves in precordial leads-80 case reports[J]. Chest，111(3)：537-543.

Gong D Y，Liu X F，Huang F J，et al，2013. Clinical feature analysis of fatal pulmonary thromboembolism：experiences from 41 autopsy-confirmed cases[J]. Eur Rev Med Pharmacol Sci，17(5)：701-706.

Grewal J，Majdalany D，Syed I，et al，2010. Three-dimesional echocardiographic assessent of right ventricular volume and function in adult patients with congenital heart disease：comparison with magnetic resonance imaging[J]. Am Soc Echocardiogr，23(2)：127-133.

Koestenberger M，Nagel B，Avian A，et al，2012. Systolic right ventricular function in children and young adults with pulmonary artery hypertension secondary to congenital heart disease and tetralogy of Fallot：tricuspid annularplane systolic excursion (TAPSE) and magnetic resonance imaging data[J]. Congenit Heart Dis，7(3)：250-258.

Platz E，Hassanein A H，Shah A，et al，2012. Regional right ventricular strain pattern in patients with acute pulmonary embolism[J]. Echocardiography，29(4)：464-470.

Reiter U，Reiter G，Fuchsjäger M，2016. MR phase-contrast imaging in pulmonary hypertension[J]. Br J Radiol，89(1063)：20150995.

（王小娟　邓爱云　彭　芮）

16 急性心肌梗死后室速未植入心律转复除颤器猝死原因分析

视点

由于急性 ST 段抬高心肌梗死（acute ST-segment elevation infarction，STEMI）发病早期直接 PCI（经皮冠状动脉介入治疗）技术的开展，冠心病病死率有所下降，但心脏性猝死（sudden cardiac death，SCD）的发病率并未下降。STEMI 患者直接 PCI 术后 SCD 仍是主要死亡原因。该病例中，患者急性下壁心肌梗死行急诊 PCI 术，术后第 3 天出现室性心动过速，于术后 1 个月内死亡。此病例旨在分析其死亡原因以及今后针对此类患者应采取的积极预防措施。

【病历摘要】

患者，男性，71 岁，主因"突发胸痛 3.5 小时"于 2018 年 10 月 5 日入院。患者于入院前 3.5 小时（10 月 5 日 4:00pm）进餐时突发胸痛，为胸骨后压榨样痛，伴胸闷、气短、大汗淋漓、干呕，发病 1 小时后就诊于外院，心电图（图 16-1）提示：窦性心律，完全性右束支传导阻滞、Ⅱ、Ⅲ、aVF 导联 ST 段抬高 0.4～0.5mV，病理性 Q 波形成。通过院前急救网络启动胸痛流程，发病 3 小时转送至我院，以"急性下壁心肌梗死"收住。既往史：否认高血压病及糖尿病史。否认吸烟、饮酒史，否认冠心病家族史。

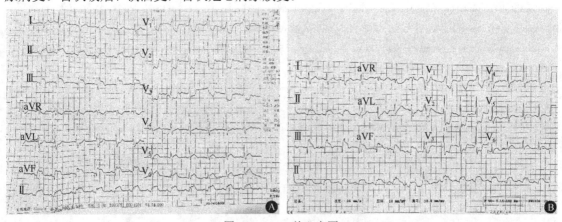

图 16-1　PCI 前心电图

A. 院外首份心电图，发病 1 小时；B. 入导管室 PCI 前心电图（发病 3.5 小时）

【体格检查】

体温 36.3℃，脉搏 85 次/分，呼吸频率 20 次/分，血压 133/83mmHg。患者平卧位，口唇无发绀，未见颈静脉怒张，双肺呼吸音清，未闻及干湿性啰音，心前区未见明显凸起及凹陷，心界正常，心率 85 次/分，律齐，心音正常，未闻及心脏病理性杂音及心包摩擦音，肝颈静脉反流征阴性，右上腹无压痛，肝脏未触及，双下肢无水肿。

【实验室检查】

心肌标志物（发病 3 小时抽血）示：cTnI 0.039ng/ml，CKMB 4.0ng/ml，Myo 182ng/ml，NT-proBNP 85pg/ml，D-D 750ng/ml。血常规：WBC　12.28×10⁹/L，RBC 5.14×10¹²/L，Hb 171g/L，PLT 255×10⁹/L，HCT 48.6%；尿常规：葡萄糖 1＋，酮体 1＋，潜血 3＋，蛋白质 1＋，红细胞定量 23 个/µl，上皮细胞定量 6.8 个/µl；粪常规：潜血 3＋；肝功能：正常；肾功能：正常；

血脂：TC 6.40mmol/L，TG 15.65mmol/L，LDL-C 3.71mmol/L，HDL-C 1.09mmol/L；离子：K^+ 3.77mmol/L，Na^+ 131.0mmol/L；随机血糖：13.66mmol/L；HCY 10.84μmol/L；HbA1c 7.8%；术前凝血：PT 10.0s，INR 0.91，APTT 27.3s，D-D 1.34μg/ml。术前感染八项、免疫均正常。

【辅助检查】

1. 心电图 窦性心律，完全性右束支传导阻滞、Ⅱ、Ⅲ、aVF 导联 ST 段抬高 0.4～0.5mV，病理性 Q 波形成。

2. 心脏彩超 LVEF 49%，①左房内径增大，左房长径 4.9cm，横径 3.8cm，左室节段性室壁运动异常（左室下室间隔、下壁、下侧壁基底段至中段局部变薄，回声增粗增强，运动搏幅减低，TDI 观察：Sm 速度减低，左室其余各壁运动搏幅正常）；②主动脉硬化；③左室收缩及舒张功能减低，右室舒张功能减低，左室舒张末容积 163ml，左室收缩末容积 83ml；④彩色血流：二、三尖瓣反流（轻度）。胸部 CT 示：①右肺上叶内多发小结节影；②纵隔肺动脉增宽，肺右叶多发钙化灶；③双肺纹理增重。

【诊断及诊断依据】

1. 初步诊断 ①急性下壁心肌梗死，心功能Ⅰ级（Killip 分级）；②完全性右束支传导阻滞。

2. 诊断依据 ①典型胸痛症状：进餐后突发胸骨后压榨样痛伴气短、大汗淋漓，持续不缓解；②典型心电图（图 16-1）：窦性心律，完全性右束支传导阻滞，Ⅱ、Ⅲ、aVF 导联 ST 段抬高 0.4～0.5mV，病理性 Q 波形成；③心肌标志物阳性。

【治疗经过】

2018 年 10 月 5 日 7:25pm 绕行急诊和冠心病监护室（coronary care unit，CCU），直达心导管室，给予拜阿司匹林 300mg，替格瑞洛 180mg 嚼服，完善心电图（图 16-1）、心肌标志物后行急诊 PCI 造影示：RCA（右冠状动脉）TIMI 血流Ⅲ级，左冠 TIMI 血流Ⅲ级，左主干无病变，LAD（前降支）中段局限性最重处为 40%狭窄，呈偏心性，远端 TIMI 血流Ⅲ级，LCX（回旋支）近段节段性狭窄，最重处 99%，呈偏心性，远端 TIMI 血流Ⅱ级。行支架植入术，于 LCX 中段植入 2.5mm×18mm 支架 1 枚，术后血流恢复 TIMI 血流Ⅲ级（图 16-2）。术程顺利，于 8:30pm 返回监护中心 CCU 病房。术后给予拜阿司匹林肠溶片（100mg 1/日 口服），替格瑞洛（90mg 2/日 口服），瑞舒伐他汀钙（20mg 1/晚 口服），美托洛尔缓释片（11.88mg 1/日 口服），并给予保护胃黏膜等对症治疗。患者无胸痛发作，无胸闷、气短，无端坐呼吸，无夜间阵发性呼吸困难，无双下肢水肿，生命体征平稳，心电监护心率波动在 68～94 次/分，窦性心律，偶发室性早搏，血压波动在（100～134）/（60～79）mmHg，术后 NT-proBNP 正常。患者于术后第 3 天（2018 年 10 月 8 日）9:15am 自觉心悸，心电监护可见宽 QRS 心动过速（图 16-3A），心室率 214 次/分，患者意识清楚，血压波动在（100～120）/（60～70）mmHg，给予胺碘酮注射液 150mg 静脉注射并急查血钾（K^+ 4.27mmol/L）处理，未转复窦律，遂在静脉麻醉下行电转复，予 150J 同步双向电转复窦性心律（图 16-3B），患者自诉无胸痛、胸闷、气短，无心悸，无头晕、黑矇、晕厥；20 分钟后（10:10am）患者再次发作宽 QRS 心动过速（图 16-3C），患者意识清楚，自觉心悸不适，轻微气短，血压较前有所下降，最低 70/40mmHg，即给予 0.9%氯化钠注射液 50ml＋去甲肾上腺素 4mg 静脉泵入[1μg/（kg·min）]后血压回升，维持在（100～120）/（67～80）mmHg，再次麻醉下 150J 同步双向电转复窦律（图 16-3D），复律后患者无心悸、气短，无胸痛、胸闷，无头晕、恶心、呕吐。为明确冠脉血管及支架内情况，于当日 10:18am 急查冠状动脉造影（图 16-4）示：LCX 近段，最重处为 30%节段性狭窄，远端最重处 60%局限性狭窄。旋支原支架内未见明显异常。术后于 11:00am 安返病房，患者无特殊不适症状，心电监护示窦性心律，心率波动在 65～87 次/分，偶有室性早搏，血压波动在（101～142）/（73～89）mmHg。术后给予利多卡因静脉泵入[8μg/（kg·min）]

共 18 小时，术后已在服美托洛尔缓释片 36.8mg 1/日，用药期间无室速发生，心电监护偶见室性早搏。

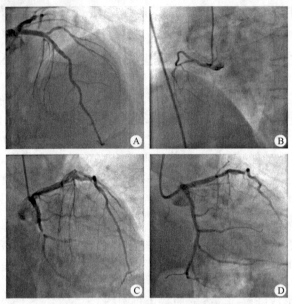

图 16-2　急诊冠状动脉造影＋支架植入术

A. LAD；B. RCA；C. 左冠左前斜位，LCX 中段重度狭窄；D. 于 LCX 中段植入 1 枚支架，血流Ⅲ级

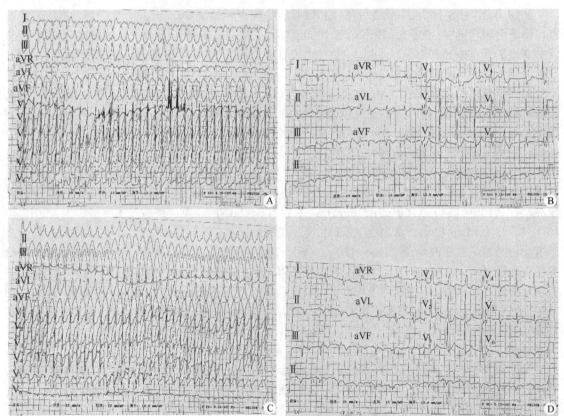

图 16-3　室速及转复后心电图

A，B. 2018 年 10 月 8 日 9:15am 室速发作图及转复后；C，D. 2018 年 10 月 8 日 10:10am 室速发作图及转复

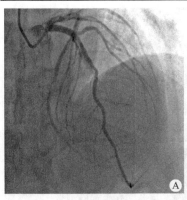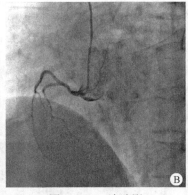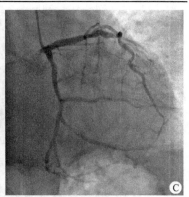

图 16-4 二次造影

A. LAD；B. RCA；C. LCX

　　住院第 7 天（2018 年 10 月 11 日）动态心电图示：①窦性心律，完全性右束支传导阻滞，平均心率是 70 次/分，分析的心搏数为 84 775 个，最慢心率是 51 次/分，发生于 2:33 最快心率是 91 次/分，发生于 18:32；②频发室早，部分呈间位室早（室性早搏有 1682 个，其中有 1622 个单发室早，5 次成对室早，1 阵室性二联律），偶见房早伴短阵房速（房性早搏有 13 个，其中有 10 个单发房早，1 阵房速）；③最长 R—R 间期是 1.187 秒，发生于 2:33:55；④符合心梗图形改变；24 小时心率变异性参数 SDNN 为 239，SDANN 为 141，自主神经调节功能亢进。心率减速力数值为 4.6475（图 16-5）。住院第 11 天（2018 年 10 月 15 日）心脏磁共振示：左心房室增大，（左室舒张末横径 56mm，左房前后径 38mm），左室中段至远段游离壁变薄，局部心肌运动不规则，右心房略增大，大小约 54mm×47mm；右心室内径正常，右室流出道略增宽，约 33mm；首过前侧壁及下侧壁弧形低信号灌注缺损，心肌首过下室间隔、左室下壁、下侧壁及前侧壁见心肌灌注缺损，延迟扫描明显强化，考虑缺血改变，微血管阻塞（MVO）；二尖瓣反流，二尖瓣瓣口可见反流混杂信号影；左心功能减低，LVEF 42%，心输出量 3.9L/min（图 16-6）。

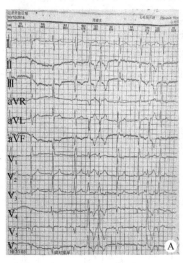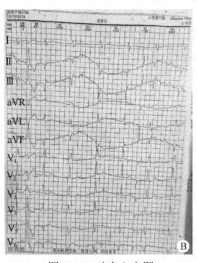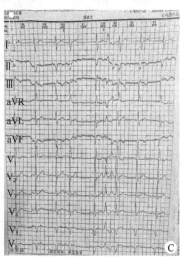

图 16-5 动态心电图

A. 成对室早；B. 最长 P—R 间期、最慢心率、间位室早；C. 单发房早、间位室早

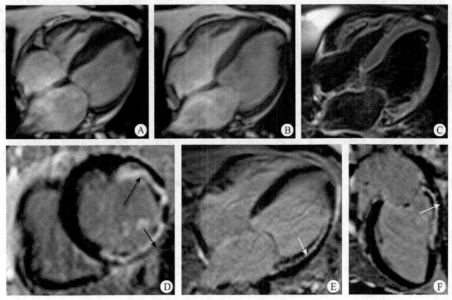

图 16-6　心脏磁共振图像

A、B. 四腔心收缩期及收缩期连续图像：左室增大，左室侧壁收缩运动减弱；C. T$_2$WI 图像：左室侧壁心肌信号增高（心肌水肿）；

D、F. 左室短轴、四腔心及两腔心延迟强化图像：左室侧壁、下壁透壁性及近透壁性延迟强化为梗死区（箭头），相应节段心内膜下低信号示微循环阻塞 MVO（箭头）

患者入院第 4 天（2018 年 10 月 8 日）发作 2 次宽 QRS 心动过速后再无室速发作，且患者急性心梗 PCI 后未满 40 天，未植入植入型心律转复除颤器（implantable cardioverter-defibrillator，ICD），于住院第 14 天（2018 年 10 月 18 日）好转出院。出院诊断为：①急性下壁心肌梗死，心功能 I 级（Killip 分级），冠状动脉支架植入术后状态；②心律失常，完全性右束支传导阻滞，阵发性室性心动过速；③高脂血症；④ 2 型糖尿病。

诊断依据：①室性心动过速：住院期间发作 2 次室性心动过速，心电图提示宽 QRS 波心动过速，每次持续时间小于 30 分钟；②混合性高脂血症：入院血脂水平明显增高：总胆固醇（TC）6.40mmol/L，甘油三酯（TG）15.65mmol/L，低密度脂蛋白胆固醇（LDL-C）3.71mmol/L，高密度脂蛋白胆固醇（HDL-C）1.09mmol/L；③ 2 型糖尿病：入院测糖化血红蛋白 7.8%，测随机血糖大于 11.1mmol/L。院外长期口服拜阿司匹林肠溶片 100mg 1/日，氯吡格雷 75mg 1/日，瑞舒伐他汀钙 20mg 1/晚，美托洛尔缓释片 118.75mg 1/日，贝那普利 2.5mg 1/日，螺内酯 20mg 1/日。

出院后转归及随访：出院 1 个月行电话随访时，家属诉患者于出院后 13 天（2018 年 10 月 31 日）晚乘坐电梯过程时猝死。

【讨论】

患者急性下壁心肌梗死诊断明确，且于住院期间给予积极的 PCI 治疗，植入 1 枚支架，PCI 术后 3 天发生室性心动过速，均诊断明确，但患者出院后 13 天在院外猝死原因不明。《2015 年 ESC 室性心律失常处理和心脏性猝死预防指南》中指出：全世界每年约有 1700 万例心血管疾病相关的死亡，其中 25% 是心脏性猝死（sudden cardiac death，SCD）。大约 50% 的心脏性猝死发生在无已知心脏病的患者，但多数患者有隐性缺血性心脏病。

一、患者院外猝死原因

STEMI 患者直接 PCI 出院后，即使采用规范的冠心病二级预防治疗措施，SCD 仍是主要死亡方式。一项研究中分析了 2800 多例 STEMI 患者直接 PCI 后近期和远期死亡原因，平均随访 4.7 年，在所有 717 例死亡原因中，第三位原因为 SCD（111 例，15.5%），发生于 2.75 年（1.28～3.00 年），这项研究结果显示，在接受直接 PCI 出院后的患者远期心脏性死亡中，SCD 为第 1 位死亡原因，其发生率超过其他死亡原因的总和。患者既往无其他特殊病史，此次因急性下壁心肌梗死行 PCI 术，且院内发生过室速，因此，主要考虑患者死亡原因为心源性猝死。考虑有以下几种可能性及鉴别诊断：

1. 恶性心律失常——室性心律失常，室速或室颤　患者在院内已发生明确的室速，电转复后急查冠脉造影未见支架内急性血栓形成。而院内发生恶性心律失常作为预后不良的预测因子。在一项 Meta 分析研究中，发现院内发生室性心律失常是心肌梗死后左室射血分数降低患者死亡的强有力的预测因子。进一步的研究发现心肌瘢痕、心脏解剖结构的改变及心室电生理学特性的改变是产生室性心律失常的基础，Takeshi Sasaki 等的研究发现缺血性心肌病发生室性心动过速可能与瘢痕相关的心肌脂肪沉积有关。也有研究发现急性心肌梗死后发生多形性的室性心律失常与心脏射血分数降低有关。该患者术后心脏彩超提示 LVEF 49%，术后第 3 天发生室性心律失常，但心肌核磁尚未发现心肌瘢痕形成，可能与核磁检查时间较早，尚未形成瘢痕有关。

2. 冠状动脉支架内再狭窄　冠状动脉支架内再狭窄（in-stent restenosis，ISR）是指冠状动脉支架因动脉损伤而逐渐再狭窄伴新生内膜组织增生，是冠脉支架植入术后较复杂的并发症。该患者未经证实是否有支架内再狭窄，但植入冠脉支架术后 1 个月内有支架内再狭窄致晚期血栓形成的可能性，再发急性心肌梗死也可能导致猝死发生，但该患者发病急骤，并无猝死发病当时的心电图的资料，不能明确是否有心电图的演变，也无机会行冠脉造影进一步证实。患者在院外是否如实规律服药尚未可知，因此针对该患者，不能排除支架内血栓形成的可能性。

二、针对该患者是否应尽早植入 ICD 以预防恶性心律失常

（1）目前《冠心病血运重建后心脏性猝死的预防》中推荐针对急性心肌梗死（acute myocardial infarction，AMI）发病 40 天以内植入 ICD 对早期 SCD 大部分由非心律失常原因所致患者并无益处；针对陈旧性心梗患者，若出现晕厥或心悸症状，推测可能与室性心律失常有关，电生理检查若能诱发持续单形性室速，猝死风险高，应植入 ICD 积极预防。针对缺血性心脏病患者，如果心功能 Ⅱ 或 Ⅲ 级、左室射血分数（LVEF）≤35% 或心功能 Ⅰ 级、LVEF ≤30%，均属于推荐的 ICD 植入的 Ⅰ 类适应证。针对该患者，院内并不符合上述条件，患者心功能 Ⅰ 级，且 LVEF 49%。

（2）AMI 发病 48 小时之后，40 天以内出现的持续性室速或室颤，可植入 ICD，为 Ⅰ 类推荐，B 级证据。针对该患者，为 AMI 48 小时之后 40 天以内发病，但该患者为非持续性室速，急诊冠脉造影排除心肌再缺血所致心律失常，故针对该患者，更积极一些，应该于院内植入 ICD 治疗，但具体预后仍未可知。

三、微血管阻塞（MVO）的定义与治疗

1. 冠状动脉微血管疾病（coronary microvascular diseases，CMVD）　是指在多种致病因素的作用下，冠状前小动脉和小动脉的结构和（或）功能异常所致的劳力性心绞痛或心肌缺血客观证据的临床综合征。在接受直接 PCI 治疗的 ST 段抬高 AMI 患者中，如术后心外膜下冠状动脉再通但心肌再灌注未恢复，这种现象称为"无复流"或冠状动脉微血管阻塞（coronary microvascular obstraction，CMVO）。其发生率为 5%～50%。发生 CMVO 的急诊 PCI 患者预后较差，表现为心肌梗死早期并发左心室重构、晚期心力衰竭住院率和死亡率升高。该患者术后心脏核磁提示 MVO，证实上述观点。

2. 针对合并阻塞性冠状动脉疾病的 CMVO 的治疗　①术前预防：积极控制高胆固醇血症和高血糖可能有助于减轻此类患者 CMVO 病变程度；②药物治疗：在血栓负荷较大的 AMI 而接受直接 PCI 的患者，冠状动脉内使用血小板糖蛋白 Ⅱb/Ⅲa 受体拮抗剂，可能通过改善 CMVO 而减少梗死面积、改善心肌灌注、减少再梗死率和死亡率。同时钙通道阻滞剂、尼可地尔、硝普钠等均可能改善血流灌注；③缺血预适应即在冠状动脉病变支架植入术前，首先使用球囊多次、短时阻塞冠状动脉，造成短暂性心肌缺血，诱导机体对 PCI 后缺血再灌注损伤的保护作用。

四、针对该病例的反思与总结

目前，急性心肌梗死发病率仍较高，经皮冠状动脉介入治疗是其主要的治疗手段，而术后的恶性心律失常仍为影响患者术后生活质量、致死的主要原因。该患者在院内发生 2 次室性心动过速，电转复后再无室速发作。住院期间给予美托洛尔缓释片治疗，并逐渐加量至最大剂量，患者的室早有所控制，治疗不足的方面是未考虑 ICD 植入，患者于院外猝死。根据目前的指南，患者并没有植入 ICD 的指征，但该患者为非持续性室速，为 AMI 48 小时之后 40 天以内发病，急诊冠脉造影排除心肌再缺血所致心律失常，故针对该患者，更积极一些，应该于院内植入 ICD 治疗，但具体预后仍未可知。对于类似病例，可能采取更积极的 ICD 植入治疗，或许可改善预后，但还需要更多的临床证据来支持。

参 考 文 献

华伟，牛红霞，2016.《2015 年 ESC 室性心律失常处理和心脏性猝死预防指南》解读[J]. 中国循环杂志，31(7)：625-627.

黄德嘉，霍勇，张澍，等，2017. 冠心病血运重建后心脏性猝死的预防[J]. 中华心律失常学杂志，2(21)：9-21.

中华医学会心血管病学分会基础研究学组，中华医学会心血管学分会介入心脏病学组，中华医学会心血管分会女性心脏健康学组，等，2017. 冠状动脉微血管疾病诊断和治疗的中国专家共识[J]. 中国循环杂志，5(32)：421-430.

Bulent G，Osman C，Gulmira K，et al，2010. Mode of onset of polymorphic ventricular tachycardia in acute myocardial infarction[J]. Can J Cardiol，26(7)：e254-e257.

Disertori M，Mase M，Rigoni M，et al，2018. Ventricular tachycardia-inducibility predicts arrhythmic events in post-myocardial infarction patients with low ejection fraction. A systematic review and meta-analysis[J]. Int J Cardiol Heart Vasc，20：7-13.

Lee M S，Banka G，2016. In-stent restenosis. [J]. Interv Cardiol Clin，5(2)：211-220.

Marcello D，Michela M，Marta R，et al，2018. Ventricular tachycardia-inducibility predicts arrhythmic events in post-myocardial infarction patients with low ejection fraction. A systematic review and meta-analysis[J]. Int J Cardiol Heart Vasc，20：7-13.

Pedersen F，Butrymovich V，Kelbaek H，et al，2014. Short-long-term cause of death in patients treated with primary PCI for STEMI [J]. J Am Coll Cardiol，64(20)：2101-2108.

Song D，Zheng L，Heng G，et al，2015. Impact of early ST-segment changes on cardiac magnetic resonance-verified intramyocardial haemorrhage and microvascular obstruction in ST-elevation myocardial infarction patients[J]. Medicine (Baltimore)，94(35)：e1438.

Takeshi S，Hugh C，Christopher F，et al，2015. New insight into scar-related ventricular tachycardia circuits in ischemic cardiomyopathy: fat deposition after myocardial infarction on computed tomography: a pilot study[J]. Heart Rhythm，12(7)：1508-1518.

Tetsuo S，Kamilla K，Ian D，et al，2009. Ventricular tachycardia from the healed myocardial infarction scar: validation of an animal model and utility of gene therapy[J]. Heart Rhythm，6(8 Suppl)：S91-S97.

（杨珍珍　高涵翔　吴增颖）

17 急性前壁心肌梗死后发生交感电风暴诊治1例

视点

本例为一名52岁男性患者，以间断胸痛4天，加重2天收住入院。入院后积极完善相关检查，明确诊断为：①急性前壁心肌梗死，左室室壁瘤，心尖部血栓，心功能Ⅲ级（Killip分级）；②2型糖尿病；③肺部感染。入院给予抗栓、调脂、改善心功能、降糖、抗感染及对症治疗后行PCI术，于LAD（前降支）植入支架1枚，术后患者频发短阵室速，反复意识丧失，调整药物治疗，患者室速发作较前减少，再无晕厥发作，自诉无胸闷、气短等不适，基本可平卧休息，于发病35天行单腔ICD（植入型心律转复除颤器）植入术，术后复查动态心电图示室速明显减少，偶有室性早搏，ICD程控无异常后好转出院。出院后电话随访患者无不适主诉，夜间可平卧休息，规律服药，起搏器无异常放电。本例提示，对于急性心肌梗死后电风暴患者死亡率高，药物治疗包括多方面，另外，对于此类患者，导管消融也是治疗方案之一。对于AMI后48小时，40日内出现持续性室速/室颤，与心肌缺血进展和再梗死无关，也未发现引起室速的可纠正的其他原因，可植入ICD。

【病历摘要】

患者，男性，52岁，主因"间断胸痛4天，加重2天"于2018年11月8日入院。患者于入院前4天体力活动时出现心前区疼痛，向肩背部及左上肢放射，持续约半小时缓解，此后仍间断发作，未予重视。入院前2天无明显诱因再次出现胸痛，较前加重，伴胸闷、气短，自服"阿奇霉素"后症状未缓解，遂就诊于当地医院，行心电图示急性前壁心肌梗死（未见报告），给予"拜阿司匹林0.3g，辛伐他汀20mg"口服后建议转至我院进一步治疗，遂就诊于我院急诊科，心电图示：Ⅰ、aVL、$V_1 \sim V_5$导联ST段抬高0.05~0.7mV，以"急性前壁、高侧壁心肌梗死"收住。自发病以来，患者间断咳嗽，咳痰，痰液多，为黄痰，不易咳出。既往史：糖尿病病史17年，口服"二甲双胍缓释片0.5g 1/日，瑞格列奈片1mg 2/日"控制血糖，自诉血糖控制欠佳。否认高血压史。无吸烟饮酒史。家族史：无类似疾病发生。

【体格检查】

体温36.1℃，脉搏128次/分，呼吸频率22次/分，血压137/73mmHg。神清，精神欠佳，呼吸深快，节律规整，双肺大部可闻及湿性啰音。心率128次/分，律齐，心音低钝，未闻及杂音及心包摩擦音。无颈静脉怒张，下肢轻度凹陷性水肿。

【实验室检查】

血常规：WBC 15.58×10^9/L，PLT 292×10^9/L，Hb 156g/L，中性粒细胞百分比88.2%，中性粒细胞计数 13.80×10^9/L。肾功能：Urea 14.64mmol/L，Crea 158μmol/L。离子：K^+ 3.83mmol/L，Na^+ 132mmol/L。血脂：TC 5.90 mmol/L，TG 2.06 mmol/L，HDL-C 1.35mmol/L，LDL-C 3.60mmol/L。随机血糖：28.8mmol/L，HbA1c：10%。心肌标志物阳性，BNP：1670ng/ml。尿常规：葡萄糖 2+，粪常规：正常。肝功能正常，血、尿淀粉酶，免疫均正常。血气分析：pH 7.46，PCO_2 40.8mmHg，PO_2 52mmHg，Hb 13.3g/dL，HCO_3^- 28.9mmol/L，BE 5.1mmol/L，SaO_2 88%，Lac 1.8mmol/L。

【辅助检查】

1. 心电图 Ⅰ、aVL、V_1～V_5 导联 ST 段抬高 0.05～0.7mV，提示急性前壁、高侧壁心肌梗死（图 17-1）。

2. 入院时床旁心脏彩超 测量值：左房内径 30mm，左室前后径 39mm×51mm，左室长径 68mm，左室横径 41mm，右房长径 44mm，右房横径 35mm，右室长径 46mm，右室横径 21mm，室间隔厚度 7mm，左室后壁厚度 6mm。结论：①符合冠心病声像图改变：a.左房左室内径增大；b.左室功能性室壁瘤形成（2.6cm×2.1cm）c.左室心尖部血栓形成；②心包积液（微量）；③左室收缩功能减低（LVEF 45%），舒张功能明显减低，右室舒张功能减低；④彩色血流：二、三尖瓣反流（轻度）；⑤双侧胸腔积液。

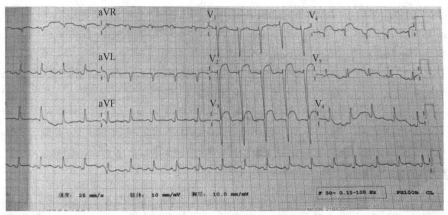

图 17-1　入院时心电图

3. 胸部 CT ①双肺间质性改变伴感染，双肺多发结节影。②双侧少量胸腔积液（图 17-2）。

【诊断及诊断依据】

1. 入院诊断 ①急性前壁、高侧壁心肌梗死、左室室壁瘤、心尖部血栓、心功能Ⅲ级（Killip 分级）；②2 型糖尿病；③肺部感染。

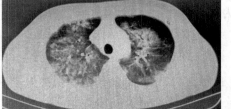

图 17-2　入院时胸部 CT 结果：肺部感染

2. 诊断依据 ①患者主因间断胸痛 4 天，加重 2 天入院。入院查体双肺可闻及大量湿性啰音。辅助检查：心肌标志物阳性，心电图示：Ⅰ、aVL、V_1～V_5 导联 ST 段抬高 0.05～0.7mV，提示急性前壁、高侧壁心肌梗死，心脏彩超示：左室功能性室壁瘤形成（2.6cm×2.1cm）、左室心尖部血栓形成。②既往"2 型糖尿病"病史 17 年，规律服药，入院随机血糖：28.8mmol/L，糖化血红蛋白：10%。③患者入院后间断咳嗽，咳黄痰，痰液多，不易咳出，血常规提示感染血象（WBC 15.58×10^9/L，中性粒细胞百分比 88.2%，中性粒细胞计数 13.80×10^9/L），胸部 CT 提示肺部感染。

【诊疗经过】

患者入院后给予无创呼吸机辅助呼吸，逐渐调整呼吸机参数直至下机，同时给予口服拜阿司匹林肠溶片 100mg 1/日，氯吡格雷 75mg 1/日，瑞舒伐他汀钙片 20mg 1/晚，贝那普利 5mg 1/日，美托洛尔缓释片 23.75mg 1/日，呋塞米 20mg 1/日静脉注射，螺内酯 20mg 2/日，枸橼酸钾颗粒 1.45g 3/日，氨溴索口服液 10ml 3/日。皮下注射甘精胰岛素 16U/睡前，生物合成人胰岛素注射液 10U/早餐前、8U/午餐前、8U/晚餐前。注射用哌拉西林钠他唑巴坦 4.5g 1/12 小时　静脉滴注治疗。至入院第 6 天，患者自觉胸闷、气短症状较前改善，基本可平卧休息，心电监护示心率波动于 70～80 次/分，血压波动于（105～120）/（60～70）mmHg，复查肝肾功能较入院时无明显改变，遂于入院后第 7 天行冠脉造影术示 LAD 近中段可见 70%～95%弥漫性狭窄，并于 LAD 病变处行支架植入术，植入 2.75mm×36mm 支架 1 枚（造影结果见图 17-3、图 17-4）。术程顺利，术后安返 CCU 病房，无不适症状，心电监护无室早。

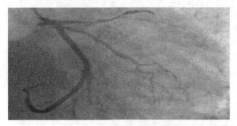 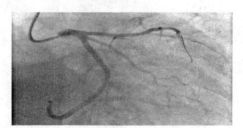

图 17-3　左主干无病变，LAD 近中段可见　　　　图 17-4　LAD 病变处植入支架 1 枚
　　　　　　70%～95%弥漫性狭窄　　　　　　　　　　　　　　　　2.75mm×36mm

术后第 1 天（即入院第 8 天），患者卧床休息时突发意识丧失，小便失禁，心电监护示：室性心动过速（图 17-5），立即给予胸外按压，并给予 200J 双向非同步电复律后转复为窦性心律，患者意识恢复。复查心电图较术后即刻无动态改变。急诊复查造影示原支架贴壁良好，未见急性血栓形成。

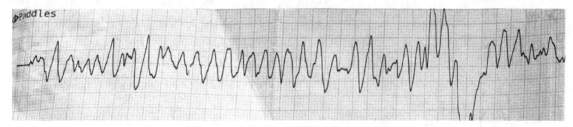

图 17-5　入院第 8 天发作室性心动过速

此后患者频发短阵室速，反复意识丧失（其间多次复查动态心电图，见图 17-6），给予维持电解质稳定（血钾维持在 4.5～5.0mmol 之间）、电复律、口服 β 受体阻滞剂、静脉泵入利多卡因[0.015mg/（kg·min）持续泵入]等治疗，患者仍频发室速及意识丧失。其间胸部彩超示双侧胸腔积液，右侧为著，右侧行胸腔穿刺引流术，胸水常规及生化检查示漏出液。另一方面，患者肺部感染较前好转，请呼吸科会诊后调整用药为哌拉西林钠舒巴坦钠 2.5g/12 小时。此后根据心功能、心率、血压情况逐渐增加口服美托洛尔缓释片至 95mg 2/日，并给予艾司洛尔 0.1mg/（kg·min）静脉泵入。病程中患者明显焦虑，夜间右美托咪定以 0.5μg/kg·h 静脉泵入以镇静治疗。综合评估患者病情，暂停抗感染、化痰等可影响室速发生药物。

患者反复室速发作约 22 天（入院后第 8 天至 30 天），经如上调整治疗方案后，室速发作较前减少，无晕厥发作，无胸闷、气短等不适，基本可平卧休息，心电监护示窦性心律，偶有室早，心率波动于 95～110 次/分，血压波动于（90～110）/（60～65）mmHg，复查肝功能正常，肾功能正常，监测血糖控制良好，肺部感染控制，双侧少量胸腔积液，遂复查动态心电图示：窦性心律，平均心率 73 次/分，分析的心搏数为 102 526 个。最慢心率是 62 次/分，最快心率是 90 次/分。频发室早伴短阵室速（室性早搏有 292 个，其中有 288 个单发室早，9 次成对室早和 27 阵室速）。偶见房早伴短阵房速。

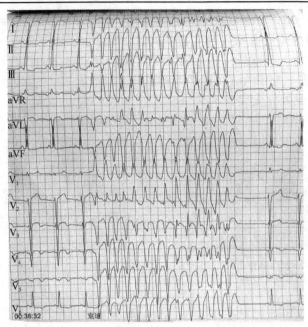

图 17-6　入院第 8 天后 Holter 可见室速

对于病例中的患者，于急性前壁心肌梗死后第 10 天出现室性心动过速，急诊造影未见支架内急性血栓形成，给予药物治疗后交感电风暴控制，根据指南推荐，行单腔 ICD 植入。遂于入院第 35 天（心肌梗死后 37 天）行单腔 ICD 植入术，术后第 5 天复查动态心电图提示：起搏器心电图，呈 VVI 工作方式，平均心率 70 次/分，分析的心搏数为 100 796 个。最慢心率是 64 次/分，最快心率是 100 次/分。偶见室早（室性早搏有 3 个，其中有 3 个单发室早），偶见房早。于入院第 45 天好转出院。出院后 3 个月电话随访患者夜间可平卧休息，无胸闷、胸痛症状，规律服药，起搏器无异常放电。

【讨论】

一、STEMI 患者交感电风暴发病率

电风暴（electrical storm，ES）定义为 24h 内自发 2 次或 2 次以上的快速室性心动过速和（或）心室颤动，引起严重血流动力学障碍而需要紧急治疗的临床症候群，亦称室性心律失常风暴。ES 发生在急性心肌梗死 24 小时后 4 周内少见，单纯药物治疗死亡率超 50%。高死亡率与以下因素相关：频繁的电击直接导致心肌细胞损伤，另外，长时间的低心输出量导致肝肾功能异常。

急性心肌梗死合并交感电风暴的常见原因是急性心肌缺血导致心肌细胞的电生理异常，交感神经过度兴奋及 β 受体的高反应性。有资料显示，CCU 住院 STEMI 患者的交感电风暴发生率为 0.92%，STEMI 患者住院期间 ES 的发生与急性心肌梗死的严重程度（CKMB 峰值）和心力衰竭（Killip 分级）显著相关，另外，入院后明显升高的 C 反应蛋白（C-reactin，CRP）、既往糖尿病病史、血液透析病史也是院内 STEMI 患者 ES 发生的危险因素，ES 本身，它出现在 AMI 的后期阶段也是 STEMI 患者院内死亡的独立预测指标。

二、STEMI 患者反复室速首先需排除急性缺血

该患者于血运重建后第 1 天突发意识丧失，心电监护示室颤，给予电转复后恢复窦性心律，并急诊上台复查造影未见明确狭窄。对于 STEMI 患者血运重建后如果出现了多形性 VT 或 VF，首先应考虑心肌缺血进展、再梗死或支架内急性血栓形成的可能，应立即行冠状动脉造影检查。

三、STEMI 后交感电风暴的药物治疗

β 受体阻滞剂的应用：β 受体阻滞剂已成为急性心肌缺血、心力衰竭等多种而常见的心血管疾病的一线用药和基础用药。《2017 ACC/AHA 室性心律失常和心脏性猝死预防指南》提出，应用 β 受体阻滞剂是治疗交感电风暴的一个有效手段。交感电风暴的发生有两个基本条件，一是存在心律失常的基础疾病，二是交感活性升高。交感电风暴发生时，电活动严重紊乱导致室速/室颤反复发作，需要多次电复律。艾司洛尔是一种超短效的选择性 β1 受体阻滞剂，主要在心肌通过竞争儿茶酚胺结合位点而抑制 β1 受体。具有减慢心率，降低血压及降低心肌耗氧量的作用。艾司洛尔能逆转交感电风暴时的多种离子通道异常，大剂量艾司洛尔能明显降低心肌细胞窦房结及心室肌细胞 L-型钙通道电流，显著降低心室肌细胞钙离子内流。这种作用可能与其能有效终止室颤/室速发作有关。另一项研究表明，早期静脉给药能迅速降低心肌氧耗量，减少致死性心律失常，并通过调节冠脉血流减少梗死面积。另外，急性心肌梗死导致儿茶酚胺大量、持续释放，释放的儿茶酚胺可以导致血流动力学、代谢、免疫的明显改变。儿茶酚胺已经被证明能够调节单核细胞的功能，而且儿茶酚胺与 β 受体相互作用可以导致动脉粥样斑块不稳定。因此，β 受体阻滞剂能够早期抑制儿茶酚胺介导的单核细胞作用，至少在一定程度上对 AMI 后室性心律失常有益。

镇静的作用：镇静治疗在交感电风暴治疗中亦发挥重要作用。在使用抗心律失常药物后仍需要反复电除颤，对于清醒状态的患者会造成极大的恐惧，交感进一步激活，形成恶性循环。为防止交感激活，本病例中给予右美托咪定治疗。右美托咪定能诱导自然睡眠且易唤醒，无呼吸抑制作用。

四、AMI 后室性心动过速射频消融术的时机

虽然抗心律失常药物，例如 β 受体阻滞剂是治疗室性心律失常的主要手段，但对于完全血运重建和最佳药物治疗后仍频繁发作室性心律失常，射频消融也是一种处理办法。该病例中，患者急性心肌梗死后心脏彩超提示功能性室壁瘤，心尖部血栓，对于该患者，射频消融是否适用？

关于导管消融在心肌梗死晚期的研究有很多，但是，对于梗死后早期（发病 24 小时至 40 天的心肌梗死），室性心动过速的机制以及导管消融的安全性及有效性尚不清楚。在心肌梗死后的瘢痕中，最常见的心律失常机制是大折返环。由于折返环出口宽大，加上无关通道或出口周边的心肌激动导致出口处受到影响，从而出现提前激动。另外，心肌梗死后早期导管消融往往复杂，原因在于心肌梗死后心肌瘢痕的状态未确定，例如形态、数目、大小以及室内的分布，使得折返环路复杂，需要反复的尝试和持续室速的长时间标测。另外，射频消融术治疗 ES 是有效的，短期疗效满意，但后期心律失常发生率较高，因此长期疗效需要联合药物和 ICD 治疗。对于本病例中的患者，其心尖部血栓亦影响导管消融。

五、AMI 后室性心动过速 ICD 植入的时机

在 AMI 发病 48 小时之后发生的恶性室性心律失常，常见于严重心衰和心源性休克的患者。在血运重建之后，在最佳的二级预防药物治疗基础上：如果持续性室速发生于心梗病程的 1 个月至数个月之后，大多数与心肌缺血无关。以后心脏性猝死的风险很大。对这类患者的预防为二级预防。在 AMI 血运重建后，虽未发生持续恶性心律失常，但如果合并严重左心功能障碍 LVEF≤35%、不明原因晕厥、频发的非持续性室速或电生理试验能诱发出持续性室速，其心脏性猝死风险也将增加，对这类患者的预防称为一级预防。

在 AMI 后早期（40 天之内），心脏性猝死的发生率高，患者处于猝死的高危险期。但是，一半以上心脏性猝死的原因并非由心律失常所致，而是由再梗死或机械并发症，如左心室破裂、

急性二尖瓣反流所致。另外，有临床试验结果表明，心梗早期植入 ICD，尽管能降低心脏性猝死的发生率，但不降低病死率。因此，在 AMI 后早期植入 ICD，对早期心脏性猝死中占大部分由非心律失常原因所致的患者，并无益处。但在 AMI 后 48 小时之后，40 天之内出现持续性室速/室颤，与心肌缺血进展和再梗死无关，也未发现引起室速的可纠正的其他原因，可植入 ICD（Ⅰ类推荐，B 级证据）。另外，2014 年植入型心律转复除颤器治疗的中国专家共识推荐，对于心肌梗死后 40 天内的患者，若曾在心梗 48 小时出现持续（或血流动力学改变）的室性快速性心律失常，且无进行性心肌缺血，推荐植入 ICD。

参 考 文 献

韩雅玲，梁延春，王祖禄，等，2011. 经导管射频消融室性早搏或室性心动过速治疗心肌梗死后室性心律失常电风暴[J]. 岭南心血管病杂志，17 (S1)：93-94.

黄德嘉，霍勇，张澍，等，2017. 冠心病血运重建后心脏性猝死的预防[J]. 中华心律失常学杂志，21(1)：9-21.

中华医学会心电生理和起搏分会，中华医学会心血管病学分会与中国医师协会心律学专业委员会，2014. 植入型心律转复除颤器治疗的中国专家共识[J]. 中华心律失常学杂志，18(4)：242-253.

Chatterjee S, Chaudhuri D, Vedanthan R, et al, 2013. Early intravenous beta-blockers in patients with acute coronary syndrome—A meta-analysis of randomized trials[J]. International Journal of Cardiology, 168(2): 915-921.

Hohnloser S H, Kuck K H, Dorian P, et al, 2004. Prophylactic use of an implantable cardioverter-defibrillator after acute myocardial infarction[J]. N Engl J Med, 351(24): 2481-2488.

Kobayashi Y, Tanno K, Ueno A, et al, 2018. In-hospital electrical storm in acute myocardial infarction-clinical background and mechanism of the electrical instability[J]. Circ J, 83(1): 91-100.

Steinbeck G, Andresen D, Seidl K, et al, 2009. For the IRIS Investigators: defibrillator implantation early after myocardial infarction[J]. N Engl J Med, 361(15): 1427-1436.

（王俊乾　赵存瑞　吴增颖）

18 毒品继发长 Q—T 间期综合征并植入型心律转复除颤器植入 1 例

视点

长 Q—T 间期综合征（long Q—T syndrome, LQTs）在临床上已不少见，药物相关性 Q—T 间期延长业已被各级临床医师所重视，但国内就毒品及戒毒相关药物引起心脏电活动及机械活动功能受损情况的报道较少。笔者希望通过对本案例诊治过程的报道能为类似病例的处理带来一点启发。

【病历摘要】

患者，男，40 岁，主因"心悸心慌 3 个月余，加重伴晕厥 2 天"入院。患者于 3 个月前无明显诱因下出现心悸心慌，头晕头痛，无胸痛胸闷及恶心呕吐情况，行心脏超声时突发意识丧失，无牙关紧闭，无四肢强直，无大小便失禁，约 30 秒后患者意识恢复，当时患者正佩戴动态心电图仪，检查回报：窦性心律，阵发性室性心动过速，Ⅰ度房室传导阻滞，间断长 Q—T 间期（最长 576ms），后于我院诊断为"长 Q—T 间期综合征"，当时患者否认任何药物使用史，遂植入双腔 ICD（植入型心律转复除颤器），并予以美托洛尔缓释片 23.75mg 1/日，口服治疗。2 天前再次突发晕厥，间断黑朦伴乏力，来院时共计发生晕厥 20 余次。患者为求进一步诊治，来我院急诊。既往无高血压、糖尿病病史，无 SCD 家族史。

【体格检查】

神志淡漠、焦躁，体温 36.5℃，桡动脉搏动未触及，股动脉搏动约 40～50 次/分，呼吸频率 20 次/分，血压测不到，心音低钝，双肺呼吸音清，双下肢不肿。

【实验室检查】

动脉血气示：PO_2 85mmHg，PCO_2 35.6mmHg，K^+ 4.61mmol/L。NT-proBNP 1103pg/ml，肌酸激酶同工酶（CKMB）、肌红蛋白（Myo）、肌钙蛋白 I（TnI）、D-D 在正常范围。血常规：WBC $5.75×10^9$/L，RBC $5.33×10^{12}$/L，Hb 140g/L，PLT $147×10^9$/L，HCT 32%。尿常规：正常；粪常规：正常；肝功能 谷丙转氨酶（AST）：96U/L，余正常；肾功能：尿素氮（BUN）9.52mmol/L，血肌酐（Crea）192μmol/L，尿酸（UA）236mmol/L；离子：K^+ 4.94mmol/L，余正常；随机血糖：6.81mmol/L；同型半胱氨酸（HCY）：12.2μmol/L；血、尿淀粉酶，免疫均正常。

【辅助检查】

1. 急诊心电图 室性节律，QRS 波宽约 280ms，ICD 心室电极感知及起搏均不良（图 18-1）。

2. 急诊床旁心脏超声（2018 年 12 月 10 日 8:37pm） 心室各壁运动极弱，室电极可疑穿孔（当时患者焦躁，且心电图示 ICD 工作异常，故重点观察电极情况，后急赶往导管室，未做仔细测量，但于导管室操作结束后完善全面超声检查）（图 18-2）。

3. 床旁程控 ICD 2018 年 12 月 10 日 1:37pm 室颤诊断 1 次，频率 174 次/分，持续 16 秒，识别后，行抗心动过速治疗（anti-tachycadia therapy, ATP），但因后续未确认后而 ICD 未电复律（SHOCK）（图 18-3）。

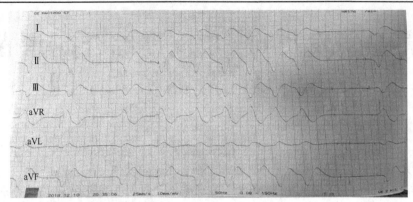

图 18-1　急诊入院心电图

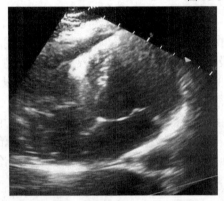

图 18-2　急诊床旁心脏超声图

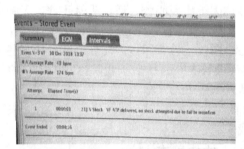

图 18-3　急诊 ICD 程控近期事件概览

入院前一天仅一次心室事件记录，进行了一次 ATP 治疗

【诊断】

初入院诊断　①心源性休克，②长 Q—T 间期综合征，③心室起搏感知不良，④室内传导阻滞。

【治疗经过】

患者于 2018 年 12 月 10 日 8:30pm 入急诊科后，即刻完善心电图、心脏彩超与 ICD 床旁程控后，于 9:40pm 透视电极情况（图 18-4），术中可见心脏室壁运动极差。经右侧股静脉途径送入临时起搏电极，心尖部 7.5V 可间断起搏（图 18-5），其余可到达的位点 20V 均不可起搏，且患者躁动，右侧下肢难以有效制动。遂穿刺右侧颈内静脉，植入主动电极至右室间隔部，7.5V/1.5ms 可起搏（图 18-6）。心脏超声示左室收缩各壁均延迟，LVEF 0.40，FS 20%。

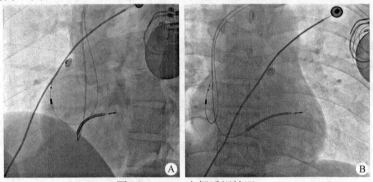

图 18-4　ICD 电极透视情况

A. LAO 30°；B. AP

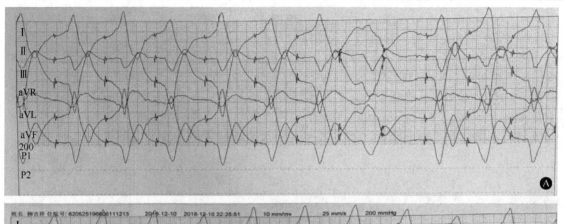

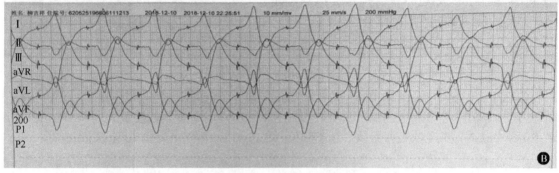

图 18-5　经右股静脉临时起搏电极起搏情况（右心尖）

A. 起搏频率 70 次/分，起搏电压 7.5V，脉宽 1.5ms；B. 起搏频率 60 次/分，起搏电压 7.5V，脉宽 1.5ms

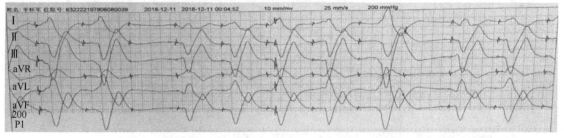

图 18-6　经右颈内静脉主动螺旋电极临时植入后起搏情况（右室低位间隔）

起搏频率 70 次/分，起搏电压 7.5V，起搏脉宽 1.5ms

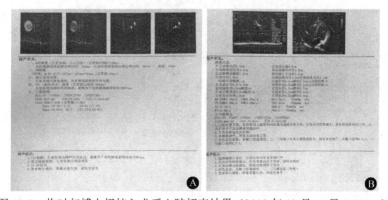

图 18-7　临时起搏电极植入术后心脏超声结果（2018 年 12 月 11 日 0:30 am）

A. 斑点追踪示左室各壁运动延迟情况；B. 各心室腔结构及功能情况

反复追问病史，患者有 10 余年海洛因吸食史，在不吸食毒品时需服用从私人机构购买的

"戒毒药物"（成分不明），近 3 天服用煎服的中药（成分不明）。修正诊断：药物性心肌病，心室起搏感知不良，室内传导阻滞，药物所致 Q—T 间期延长。

患者于 2018 年 12 月 11 日 0:10am 术毕，至监护中心 CCU 病房，患者仍感乏力，但未再出现黑矇晕厥，生命体征：T 36.5℃，P 70 次/分，R 20 次/分，BP 88/60mmHg。予以肾上腺素 0.03μg/（kg·min）静脉泵入，血压维持在（100～90）/（70～55）mmHg。入 CCU18 小时（2018 年 12 月 11 日 5:58pm）复查心电图，在部分导联，除极波与复极波可相对区分，QRS 波形不再如急诊心电圆钝，QRS 波宽变窄至 200ms 左右（图 18-8）。

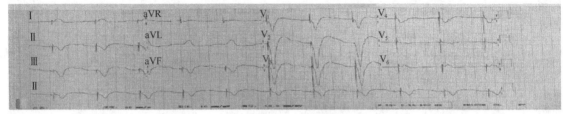

图 18-8　肾上腺素泵入 2 小时后复查心电图

入 CCU 20 小时（2018 年 12 月 11 日 7:36pm）后开始电风暴，且当室速频率大于 170 次/分后即出现血流动力学不稳定的情况（图 18-9）。ICD ATP 治疗无效，低能量放电（SHOCK）（小于或等于 26J 时，共 4 次）亦无效（图 18-10、图 18-11），体外电复律 10 余次。

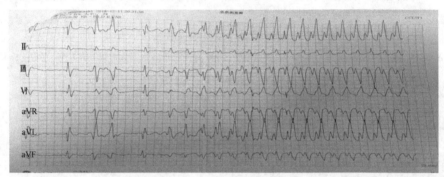

图 18-9　室性心动过速心电图

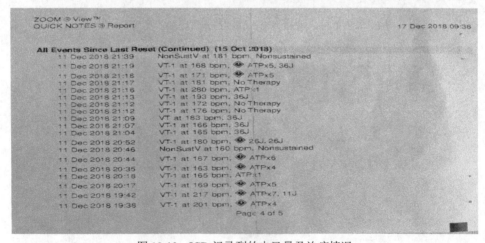

图 18-10　ICD 记录到的电风暴及治疗情况

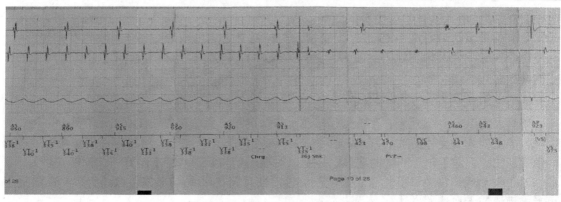

图 18-11　ICD 36J SHOCK 治疗有效

处理策略：

（1）取消 ICD ATP 治疗；

（2）提高 SHOCK 能量至首次即 36J（复律有效）；

（3）丙泊酚[1mg/(kg·min)]及地佐辛（1.5mg/h）静脉泵入。

能量提高后共 SHOCK 2 次，均有效，丙泊酚及地佐辛泵入后未再室速，偶有室早。至次日清晨 8 点（入 CCU 32 小时）患者心悸乏力情况较前明显减轻，再无黑朦、晕厥。入 CCU 第 6 天（2018-12-15）复查心电图示 QRS 波 127ms，已明显变窄（图 18-12），心脏超声（2018-12-12）示心功能较前明显恢复，LVEF 52%，FS 26%。一周后（2018-12-17）程控 ICD 参数正常，拔除临时起搏电极，出院，嘱正规场所戒毒，院外继续口服美托洛尔（47.5mg 1/日）。

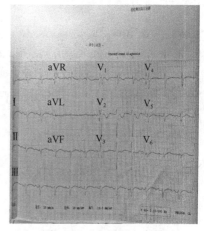

图 18-12　出院前心电图

【讨论】

一、海洛因致宽 QRS 波心律伴低灌注状态的成因

海洛因对于血流动力学的影响比较复杂：阿片类药物可以导致明显但一过性的血压升高，但是海洛因和吗啡在实验动物（犬）身上可以导致系统性的血压、心率及心输出量的降低；这可以归结于组胺的释放，但同时是在上述实验中也发现右房压并不能完全反映静脉的充盈情况，这就反映了增高的迷走张力在心输出量降低这一点上起到了核心作用。

对于心律的影响需要考虑海洛因本身和其相关戒毒药两个方面，后者问题更甚：海洛因过量可引起窦速，室速，房颤等，海洛因成瘾后可伴随出现低钾血症，其对血流动力学和心律、心率均有一定的影响，而其最常用的戒毒药美沙酮可以导致 Q—T 间期的延长而致 TDP 的发生，包括美沙酮的替代者洛派丁胺（也作为一种止泻药，也称为"穷人的美沙酮"），也可以引起如 Q—T 间期的延长及 TdP 的发生。

关于海洛因对于心率的影响，有学者通过观察研究提出海洛因吸食者的心率变异性（heart rate variability，HRV）更加低频。

海洛因过量后最广为人知的作用是非心源性肺水肿，据家属反应，同时吸食的毒品不止一种，戒毒药物来源不正当且成分不明，近期又服用中医汤药，肌酐水平有升高，药物及毒品代谢情况更加不清楚。

对于该患者前期处理使用了去甲肾上腺素，但仅仅是增加了外周阻力，而对心输出量的改善没有帮助。植入临时起搏电极主要目的为 LQT 的对症治疗。从第二天的治疗中可以看出，予以肾上腺素泵注后心电 QRS 波明显变窄，可能对其之后出现的交感电风暴也有一定影响，也使得心室激动性及传导性得到改善，之前入院时的慢频室性节律逐渐向之后室速产生了一定的转换。

二、药物（毒品）性心肌病交感电风暴的处理

该病人为 ICD 植入患者，在不良起搏及复律情况下可考虑首先关闭 ICD。毒品分多种，其中阿片类主要为 μ 受体拮抗剂，在本案例中经与麻醉科及 ICU 联合会诊决定使用 κ 受体拮抗剂的镇痛药物；而对于镇静药物的选择上还是以对血流动力学影响越小越好，代谢越快越好。

对于毒品或药物中毒引起心肌病，在中毒前期且药物/毒品与血浆蛋白结合率不高前提下可考虑灌流或者血滤的方法。

参 考 文 献

Frishman W H，Del Vecchio A，Sanal S，et al，2003. Cardiovascular manifestations of substance abuse：part 2：alcohol，amphetamines，heroin，cannabis，and caffeine[J]. Heart Dis，5(4)：253-271.

Glauser F L，Downie R L，Smith W R，1977. Electrocardiographic abnormalities in acute heroin overdosage[J]. Bull Narc，29(1)：85-9.

Lin I M，Ko J M，Fan S Y，et al，2016. Heart Rate Variability and the efficacy of biofeedback in heroin users with depressive symptoms. Clin Psychopharmacol Neurosci，14(2)：168-176.

Pur-Shahriari A A，Mills R A，Hoppin F G，et al，1967. Comparison of chronic and acute effects of morphine sulfate on cardiovascular function[J]. Am J Cardiol，20(5)：654-659.

Shrestha R，Bhatt V R，Chaudhary R K，et al，2015. Hypokalemic quadriparesis secondary to abuse of cocaine and heroin[J]. R I Med J (2013)，98(3)：32-33.

（雷 鹏 姚亚丽）

19　窄 QRS 波心力衰竭患者行左室四极电极 1 例

视点

患者，男性，61 岁。主因"间断胸闷、气短 6 年余，加重伴双下肢水肿 1 个月"入院。该患者药物优化治疗 3 年仍有心力衰竭症状反复发作，无束支阻滞，QRS 波不宽，超声提示 LVEF（左室射血分数）29%，左室侧壁中段收缩达峰时间延迟，左室收缩同步性差，详细向患者家属交代病情后行 CRT-D（左室四极电极，MPP）植入术，术后患者气短症状明显改善，随访 1 年半心影明显减小，LVEF 明显提高。尽管目前 QRS 宽度被公认为是估计 CRT 反应性的指标，但本病例及 EchoCRT 研究，或许提供了一种思考方式，即进一步行心脏彩超，寻找真正存在电-机械不同步的患者行 CRT 也许是更合理的选择。

【病历摘要】

患者，男性，61 岁，主因"间断胸闷、气短 6 年余，加重伴双下肢水肿 1 个月"于 2017 年 4 月 20 日入院。6 年前，患者反复出现胸闷、气短，活动后气短加重，偶有夜间阵发性呼吸困难，就诊于我院，行心脏彩超示：全心扩大，左室各壁运动幅度减低，左室收缩功能减低（LVEF 43%），左室及右室舒张功能减低，肺动脉收缩压增高（42mmHg）。行冠状动脉造影示：LAD（前降支）近段可见 30% 局限性狭窄，LCX（回旋支）未见明显异常，RCA（右冠状动脉）中段可见 25% 局限性狭窄。诊断为扩张型心肌病，给予规范化药物（美托洛尔缓释片、坎地沙坦酯片、呋塞米、螺内酯）纠正心功能、改善心肌重塑治疗。1 个月前感冒后上述症状加重，伴双下肢水肿，就诊医院行心脏彩超提示：全心扩大，左室射血分数（LVEF）30%。遂就诊于我院门诊，以"扩张型心肌病"收住。既往 2 型糖尿病史 12 年，血糖控制尚可。否认高血压病史。

【体格检查】

体温 36.2℃，脉搏 53 次/分，呼吸频率 18 次/分，血压 95/76mmHg，半卧位，皮肤干燥，口唇无发绀，双肺底可闻及湿性啰音。心率 53 次/分，律齐，心尖冲动弥散，心界向左下明显扩大，未闻及病理性杂音，双下肢中度凹陷性水肿。

【实验室检查】

血常规：WBC 6.46×10^9/L，RBC 5.82×10^{12}/L，Hb 184g/L，PLT 182×10^9/L。尿常规：正常；粪常规：正常；生化未见明显异常，NT-proBNP 10 900pg/ml。

【辅助检查】

1. 心电图　窦性心律，QRS 波宽度：121ms，P—R 间期：195ms（图 19-1）。

2. 胸部正位片　心影明显增大（图 19-2）。

3. 心脏超声　全心扩大，左室各壁运动幅度弥漫性减低，LVEF 29%，FS 13.5%，左室舒张末期内径（LVEDD）6.8cm，左室舒张末期容积（LVEDV）236ml，左室收缩末期容积（LVESV）170ml。三维心脏彩超提示：Ts-Dif：161ms（正常值小于 100ms）；Ts-SD：56ms（正常值小于 34ms）；TSI：左室侧壁中段收缩达峰时间延迟，为 268ms（正常值小于 100ms）；斑点追踪：左室各壁应变值减低。

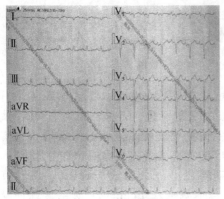

图 19-1　入院心电图

QRS 波宽度 121ms P—R 间期 195ms

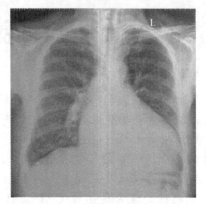

图 19-2　胸片提示心影明显增大

【初步诊断】

初步诊断　①扩张型心肌病，②心功能Ⅳ级。

【治疗经过】

患者入院前规范化药物（美托洛尔缓释片 47.5mg/d、坎地沙坦酯片 8mg /d、呋塞米 20mg/d、螺内酯 20mg/d）治疗，仍有心力衰竭症状反复发作，入院后给予美托洛尔缓释片 47.5mg /d、坎地沙坦酯片 8mg/d、呋塞米 40mg/d 静脉注射、螺内酯 20mg/d、枸橼酸钾颗粒 1.45g 3/d、西地兰 0.2mg/d 静脉注射，同时给予硝酸甘油静脉泵入，患者仍有间断性气短症状，效果欠佳。结合患者心衰症状重，正规治疗效果欠佳，超声提示左室侧壁中段收缩达峰时间延迟达 268ms，左室收缩同步性差，且患者有强烈植入 CRT-D 的意愿，与患者及家属充分沟通后于入院第 8天行 CRT-D（MPP，左室四极电极）植入术。术前及术后心电图见图 19-3，术程顺利，术后患者气短症状明显缓解，于入院第 12 天出院。院外长期口服美托洛尔缓释片 71.25mg/d、坎地沙坦酯片 8mg/d、呋塞米 20mg/d、螺内酯 20mg/d、枸橼酸钾颗粒 1.45g/d 治疗。

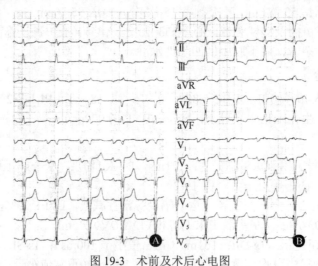

图 19-3　术前及术后心电图

A. 术前自身 QRS 波宽度 121 ms；B. 术后左室双位点起搏，脉冲配置：LV1（D1-M2）-LV2 （P4-RVcoil）-RV，LV1 领先 LV2 5ms，

LV2 领先 RV20ms，PAV/SAV：190/160ms，QRS 波宽度 117ms

【随访】

术后 1 个月、3 个月、6 个月随访胸片提示：心影较前明显缩小（图 19-4）；心脏彩超提示：LVEDD、LVEDV、LVESV 较前缩小，LVEF 较前提高（表 19-1）。

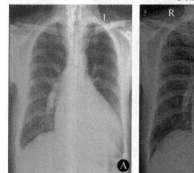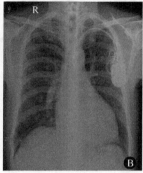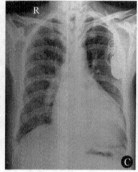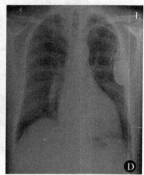

图 19-4　术前及术后胸片随访结果

A. 术前；B. 术后 1 个月；C. 术后 3 个月；D. 术后 6 个月

表 19-1　术前及术后彩超随访结果

	LVEF（%）	LVEDD（cm）	LVEDV（ml）	LVESV（ml）
术前	29	6.8	236	170
术后 1 个月	33	6.7	221	148
术后 3 个月	37	5.9	181	112
术后 6 个月	38	6.0	187	116
术后 12 个月	38	5.9	178	112
术后 18 个月	39	5.6	166	100

术后 6 个月患者 M2 及 M3 点出现膈神经刺激（1.25V），P4 阈值升高＞7.0V，关闭 MPP，改为左室单点起搏，LV-RV 40ms。术后 1 年随访胸片提示心影较前明显增大，程控时开启 SyncAV 功能，SyncAV 变量 -50ms，PAV/SAV 250/225ms，调整后心电图见图 19-5。术后 1 年、术后 1 年 6 个月胸片及心脏彩超随访结果见图 19-6、表 19-1。

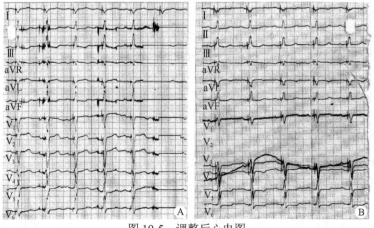

图 19-5　调整后心电图

A. 未开启 SyncAV，PAV/SAV 200/160ms；B. 开启 SyncAV -50ms，PAV/SAV 250/225ms

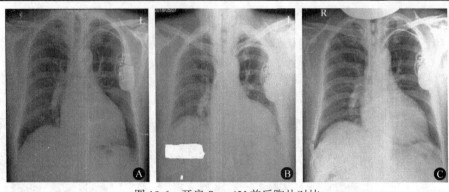

图 19-6　开启 SyncAV 前后胸片对比

A. 术后 6 个月，未开启 SyncAV；B. 术后 1 年，未开启 SyncAV；C. 术后 1 年 6 个月，开启 SyncAV

【讨论】

一、心脏再同步化治疗适应证选择

心脏再同步化治疗是心力衰竭治疗的里程碑，对于存在心室机械不同步的患者进行 CRT 治疗可改善房室同步性与室内同步性，改善患者的症状及预后。但并不是所有心力衰竭患者均能从 CRT 治疗中获益。多项临床研究显示，宽 QRS 波群的患者更容易从 CRT 中获益，但对于窄 QRS 波患者现有指南并不推荐行 CRT 植入术。

众所周知，引起 QRS 波群增宽的原因有两条，一是心肌传导速率的下降（例如希-浦系统病变），二是由于心腔扩大引起的"传导距离"延长。前者仍有可能从 CRT 中获益，而后者通常与心室重构水平相关，理论上对于 CRT 的反应性较差。EchoCRT 研究采用 QRS 宽度除以左心室舒张末期容积（QRSd/LVEDV）这一指标来反映左心室扩大对于 QRS 宽度的贡献。研究发现：QRSd/LVEDV 最高（Q4）的患者 CRT 的反应性最佳，而其他 3 组患者（Q1 至 Q3）接受 CRT 后均无反应或心功能恶化。左心室体积小于中位数的患者接受 CRT 后的病死率和心力衰竭住院率更低。

临床上，部分 I 类适应证（＞150ms）患者对于 CRT 治疗无反应，而部分 QRS 波群＜130ms 的患者仍能从中获益。尽管目前 QRS 宽度被公认为是估计 CRT 反应性的指标，但 EchoCRT 研究的发现或许提供了一种新的思考方式，即进一步分析 QRS 波群增宽的原因，行心脏彩超同步性检查，寻找真正存在电-机械不同步的患者也许是更合理的选择。

二、药物的效果与 CRT 的功劳

该患者药物优化治疗 3 年仍有心力衰竭症状，但患者无束支阻滞，QRS 波不宽，为非经典适应证患者，考虑患者超声提示左室侧壁中段收缩达峰时间延迟，左室收缩同步性差，且患者及家属强烈要求行 CRT-D 植入术，术后患者症状较前明显改善，随访 1 年半心影较前明显减小，LVEF 较前明显提高。因此，患者心功能改善与 CRT 植入后左室收缩机械同步性改善有密切关系。

三、MPP 如何选择起搏位点，各个位点间起搏器间期如何设置

心脏同步化起搏治疗主要通过调整电活动的同步性而试图达到心脏机械收缩同步。MPP 的参数程控，包括对左室 2 个起搏位点的选择，及左室内间期延迟的选择，都对反应率有较大影响，因此 MPP 术后程控优化至关重要。超声心动图指导下选择理想的左室电极植入部位并设置最佳房室间期及室间间期，可使心脏的再同步达到最大程度，提高 CRT 的反应率；然而，超声检查耗时，并不是所有的 CRT 专家都擅长分析超声结果，在临床应

用中受到一定的限制。MPP IDE 研究表明，采用物理间距最大化电极对（≥30mm）及左室内延迟最短（LV1–LV2=5ms）作为程控方案的 MPP 患者，反应率较不采用此最优程控设置的患者高出 22%（87% vs 65%）。因此，可根据最终测得的起搏与膈肌刺激阈值选择 MPP 向量，应选择物理间距最远的两点（≥30mm，D1 & P4，D1 & M3）作为最佳位点（图 19-7），左室内延迟选择最短（LV1–LV2=5ms）。

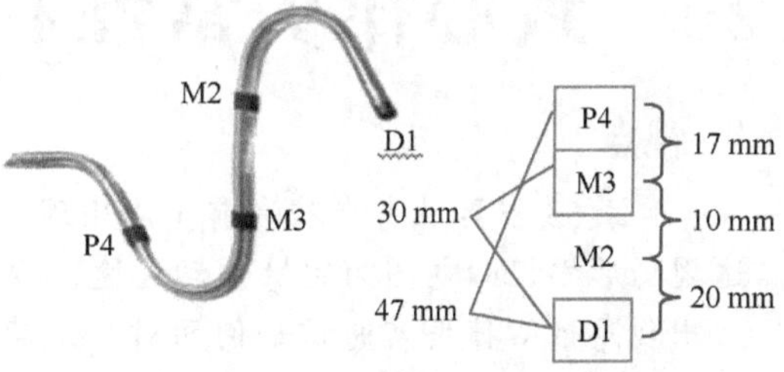

图 19-7　左室四级电极

有 D1、M2、M3、P4 四个电极，D1～M2 之间的距离 20mm，M2～M3 之间的距离 10mm，M3～P4 之间的距离 17mm

四、Sync AV 的工作原理与开启时机

Sync AV 通过模拟正常生理活动变化，动态调整房室间期（AV 间期），联合 MPP 治疗达到"四点融合"（右室、左室 1、左室 2 起搏位点＋右室自身下传），最大程度缩短 QRS 宽度。Sync AV 基于负向 AV 滞后功能，每 256 个周期，主动在程控的 AV 间期内搜索是否有自身下传的 R 波，如搜索到连续 3 个自身 R 波，将在搜索到的第三个 AV 间期基础上缩短一个变量，并按照缩短后的 AV 间期继续运行 256 个周期，直到下次搜索开始；如在 AV 间期缩短的 256 个周期以内检测到 R 波，将再搜索 2 个周期，并在最后一个周期基础上缩短变量，继续运作 32 个周期后恢复 256 个周期的主动搜索。

该患者术后 6 个月出现膈神经刺激（多考虑心肌重塑心脏缩小引起），关闭 MPP 后，1 年随访时心影较前增大，开启 SyncAV，1 年半随访心影较前明显缩小，提示 SyncAV 动态调整房室间期可更好地达到房室同步，因此，尽早开启 SyncAV 或许是更合理的选择。

参 考 文 献

Varma N，Sogaard P，Bax J J，et al, 2018. Interaction of Left ventricular size and sex on outcome of cardiac resynchronization therapy among patients with a narrow QRS duration in the EchoCRT trial [J]. J Am Heart Assoc，7(11) . pii：e009592.

Niazi I，Baker J，Corbisiero R，2017. Safety and efficacy of Multipoint pacing in cardiac resynchronization therapy：the multiPoint pacing trial[J]. JACC Clin Electrophysiol，3(13)：1510-1518.

（何智余　姚亚丽）

20 致心律失常性右心室发育不良救治1例

视点

  1位63岁男性患者入院前1周出现突发意识丧失,立即呼叫120紧急送医,EMSS到达现场后描记心电图为室性心动过速,心率约200次/分,给予胺碘酮心律未转复。当临床上出现急性心律失常时该如何面对?尤其是类似于本例的宽QRS波心动过速发生时如何进行紧急救治?紧急处置后如何排查寻找病因,对因治疗,改善预后?

【病历摘要】

  患者,男,63岁,入院前1周无明显诱因出现意识丧失,伴有尿失禁,持续1~2分钟,急送当地县级医院;县级医院因条件所限,使用救护车将患者转送至市级医院,途中出现意识丧失,当即描记心电图如图20-1,呈宽QRS心动过速,心率约200次/分,先后进行4次电除颤复律,同时给予胺碘酮静脉注射,患者途中呕吐2次,为胃内容物,当地市级医院行血常规提示未见明显异常,生化全项提示:总胆红素52.3μmol/L,谷酰转肽酶61U/L,间接胆红素46.5μmol/L。转复后心电图提示:心电轴左偏,交界性室早二联律;心脏彩超提示:全心扩大,三尖瓣功能性关闭不全(重度),心律不齐,左室壁运动幅度弥漫性减低,肺动脉高压(轻度),二尖瓣反流(轻度),主动脉瓣反流(轻度)。入当地市级医院后给予利尿、控制心室率、抗感染等对症处理后患者自觉症状较前有所减轻,夜间可平卧,无端坐呼吸,为进一步诊治就诊于我院并收住院。既往体健,个人史、婚育史、家族史无特殊记载。

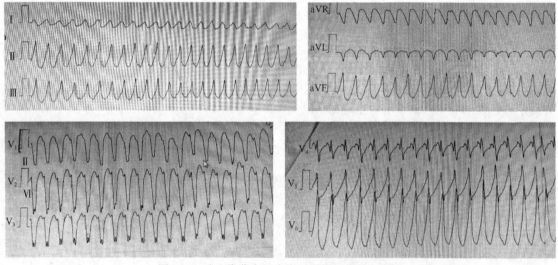

图20-1 患者发作意识丧失时所描记到的心电图

可见宽QRS波心动过速,Ⅰ、Ⅱ、Ⅲ、aVR及aVF导联可见房室分离;V₁导联呈QS形,Ⅱ、Ⅲ、aVF导联呈R形,aVL导联呈
QS形,胸前移行导联为V₄,考虑为右室流出道室速

【体格检查】

  体温36.6℃,脉搏65次/分,呼吸频率18次/分,血压108/57mmHg,身高175cm,体重67kg。神志清,精神稍差,消瘦,双肺呼吸音粗,未闻及干湿性啰音,心率65次/分,律不齐,心音低钝,各瓣膜听诊区未闻及病理性杂音,双下肢无明显指凹性水肿。

【实验室检查】

血常规、尿常规、粪常规正常，生化检查：K^+ 3.71mmol/L；凝血：D-D 1.62mg/L；传染病指标均正常，NT-proBNP 11 400pg/ml，余心肌标记物正常。

【辅助检查】

入院后患者心动过速已终止，描记心电图如图 20-2。

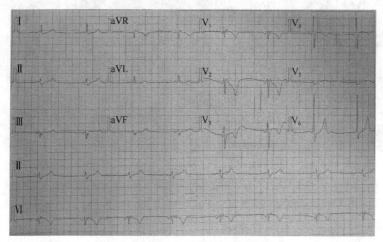

图 20-2　患者入院后心电图

窦性心动过缓，心率 44 次/分，呈右束支阻滞样，V_1 导联 QRS 波群终末部分可见一直立的尖波

（Epsilon 波），右胸导联（$V_1 \sim V_4$）导联可见 T 波倒置，符合 ARVC 心电图表现

入院后即给予吸氧、心电监护等措施，严密监测心电、血压、血氧饱和度等指标，行床旁胸片检查如图 20-3。

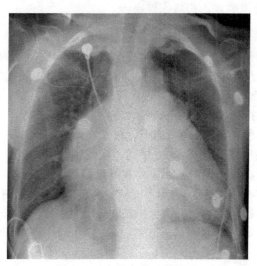

图 20-3　患者床旁 X 线胸片

见心影明显增大，胸主动脉迂曲，右心房明显扩大，肺动脉段突出明显

行动态心电图提示：①交界性逸搏心律伴室内阻滞，平均心率 48 次/分，最慢心率 34 次/分，最快心率 69 次/分；②频发房早伴成对出现，部分呈二、三联律；③偶见室性逸搏。

行心脏磁共振检查如图 20-4。

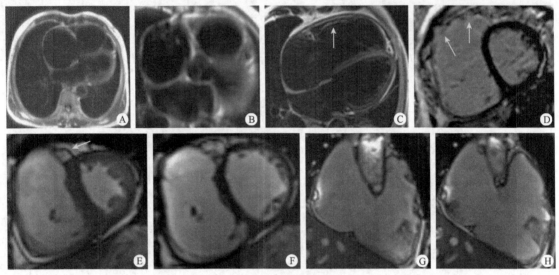

图 20-4 心脏磁共振影像

A、B. 黑血 Haste 序列示双房增大，右房为著；C. T_2WI 示右室游离壁脂肪浸润；D. 延迟强化图示右室游离壁高信号，提示脂肪、纤维化浸润；E～H. 短轴及右室三腔心收缩期及舒张期心脏电影图像，可见右室明显增大，收缩运动减弱，右室前壁室壁瘤形成

【治疗经过】

该患者入院后给予美托洛尔缓释片、螺内酯抑制心室重构，补钾、呋塞米利尿、地高辛强心及监护治疗，严密监测出入量。患者动态心电图提示交界性逸搏心律，平均心率 48 次/分，偶见室性逸搏，且有室速发作病史，结合 CMR 结果（右房、右室增大，右室游离壁脂肪、纤维化浸润），考虑为致心律失常性右心室发育。明确诊断后在药物治疗的基础上于入院第 5 天植入双腔 ICD，既可以提高心率，又可以预防猝死。术中行 DFT，除颤能量阈值 11J。建议患者 ICD 植入后择期行射频消融术，患者家属拒绝。

【诊治思维】

该患者以发作性意识丧失起病，在意识丧失时心电图明确记录到宽 QRS 心动过速，可见室房分离，V_1 导联呈 QS 形，II、III、aVF 导联呈 R 形，aVL 导联呈 QS 形，胸前移行导联为 V_4，考虑为右室流出道室速，行电复律后转复；转复后心电图可见右束支阻滞，且 V_1 导联 QRS 波群终末部分可见一直立的尖波（Epsilon 波），右胸导联（V_1～V_4）导联可见 T 波倒置，符合 ARVC 心电图表现；结合患者心脏 MR（右房、右室增大，右室游离壁脂肪、纤维化浸润），心电图及室速发作病史，高度怀疑致心律失常性右室心肌病（ARVC）可能。该疾病为常染色体显性遗传病，病理特征为右心室内的心肌萎缩和纤维脂肪组织替代。无创的诊断该疾病最直接的方法为心脏磁共振（CMR）检查，该患者 CMR 检查 T_2WI 可见右室游离壁脂肪浸润，延迟强化右室游离壁高信号，提示脂肪、纤维化浸润，短轴及右室三腔心收缩期及舒张期心脏电影序列可见右室明显增大，收缩运动减弱，右室前壁室壁瘤形成。为典型的 ARVC 影像学征象，故该患者诊断 ARVC 成立。

致心律失常性右室心肌病（ARVC）为运动性猝死的常见病因，大多数病例死亡时的年龄小于 40 岁，有些发生于儿童。

同时亦有个体发育异常学说，认为右心室病变系右心室先天性发育不良所致，形态学上表现为右心室壁极薄，类似 Uh1 畸形的羊皮样外观，心肌纤维缺如或消失，代之以脂肪纤维组织。还有学者支持退变或变性学说，认为右心室心肌病变是由于某种代谢或超微结构缺陷引起的进行性心肌细胞变性坏死的结果。心肌萎缩消失与 Duchenne 肌营养不良和 Becker 慢性进行性肌营养不良的骨骼肌萎缩相类似。以骨骼肌进行性变性为特征的肌萎缩征可看作本病的对应性疾病。同时还有炎症学说，认为心肌被脂肪组织代替是慢性心肌炎引起的后天性损伤（炎症、坏死）和修复过程演进的结果。动物实验证实，柯萨奇 B3 病毒及木瓜病毒感染时可呈相同变化。

常见心电图表现有：①V$_1$ 导联 QRS 波群的时限通常大于 I 导联和 V$_6$ 导联 QRS 波群的时限，反映右心室激动延迟。据统计分析，V$_1$ 导联 QRS 波群时限＞110ms，对诊断本病的特异性可达 100%，敏感性为 55%。②完全性或不完全性右束支阻滞（图 20-3）。③QRS 波群终末部分（常见于 V$_1$ 导联）可见一直立的尖波（Epsilon 波），系因右心室的一部分激动延迟所产生。将心电图记录的灵敏度提高 2～3 倍可发现该波。④半数患者右胸导联 T 波倒置，胸前导联 T 波倒置范围与右心室增大程度呈正比。⑤有室速发作的患者心室晚电位常呈阳性。⑥心悸或晕厥发作时，可发现呈左束支传导阻滞图形的室性心动过速或室颤。

对于 ARVC 的治疗方面，对心律失常患者可使用抗心律失常药物。有报道将电刺激法、动态心电图及运动试验相结合，判断药物治疗该病的有效率依次为：索他洛尔（83%）、维拉帕米（50%）、胺碘酮（25%）、β-受体阻滞剂（29%）。有人认为，胺碘酮或胺碘酮与其他抗心律失常药物联合使用，是预防 ARVC 患者室性心动过速复发的最有效药物。伴室性心动过速者，在心内膜标测下寻找室速起源部位，行射频消融治疗，可控制室性心动过速发作，但随访期间部分病例出现了另一种类型的室速，提示 ARVC 是一种病变呈进行性发展的心肌病，易出现多种类型的室性心动过速。对有晕厥发作史，或经抗心律失常药物治疗无效的持续性室性心动过速等高危患者，已证实 ICD 植入能有效终止所有室速，是一种能改善本病长期预后的有效治疗手段。对于药物难以控制的终末期患者可考虑心脏移植手术。

ARVC 是一种慢性进展性疾病，有些患者病情长期稳定，这是由于本病患者左心室功能一般保持良好，且室速较少演变为室颤。但有晕厥发作史，特别是反复发作晕厥者，预后较差。此外，合并左心室受累者猝死危险性较高；超声心动图或心室造影发现有明显的右心室壁运动异常或室速不易控制者预后亦较差。

参 考 文 献

Migliore F，Zorzi A，Silvano M，et al，2010. Clinical management of arrhythmogenic right ventricular cardiomyopathy: an update[J]. Curr Pharm Des, 16(26): 2918-2928.

Paul M，Wichter T，Fabritz L，et al，2012. Arrhythmogenic right ventricular cardiomyopathy: an update on pathophysiology, genetics, diagnosis, and risk stratification[J]. Herzschrittmacherther Elektrophysiol. 23(3): 186-195.

Philips B，Cheng A，2016. 2015 update on the diagnosis and management of arrhythmogenic right ventricular cardiomyopathy[J]. Curr Opin Cardiol, 31(1): 46-56.

Ramaraj R，Sorrell VL，Marcus F，et al，2008. Recently defined cardiomyopathies: a clinician's update[J]. Am J Med, 121(8): 674-681.

（姚亚丽　徐吉喆）

21 扩张期肥厚型心肌病

视点

1 位 65 岁男性患者，14 年前明确诊断肥厚型心肌病，存在肥厚型心肌病家族史，此次以肥厚型心肌病合并心力衰竭入院，给予标准化治疗后患者症状改善。回顾患者既往病史，心脏结构出现明显变化，逐渐发生左心室扩大及收缩功能明显减低，演变为扩张期肥厚型心肌病。该病程较长，预后极差，一旦进展为扩张期很快因心力衰竭而死亡，部分患者会发生猝死，终末期患者可行心脏移植。本例提示：①肥厚型心肌病进展为扩张期肥厚型心肌病的特征；②扩张期肥厚型心肌病临床诊疗思路。

【病历摘要】

患者，男性，65 岁，主因"胸闷、心悸 14 年，加重伴咳嗽、气短 4 年余"入院。14 年前患者劳累后出现胸闷、气短、心悸，伴胸部疼痛不适，持续数分钟，无晕厥等其他不适，后于我院行相关检查诊断为"肥厚型心肌病、心律失常、阵发性房颤、频发室早"，建议行 ICD 植入术，患者拒绝，给予"拜阿司匹林、贝那普利、美托洛尔缓释片及胺碘酮"等治疗（具体剂量不详），患者症状好转后出院。此后患者上述症状间断发作，多见于受凉或劳累后，间断就诊于我院，多次行心脏彩超，提示射血分数逐渐下降（图 21-1），给予"代文、单硝酸异山梨酯、速尿、螺内酯、可达龙"等药物长期治疗，症状时轻时重。近 4 年来，心悸、气短、夜间不能平卧等症状反复加重，伴明显乏力，多次就诊于我院以"肥厚型心肌病、心律失常短阵室速、窦性心动过缓、房早并二联律、心功能Ⅲ～Ⅳ级（NYHA 分级）"收住，后因"甲状腺功能减退"停服胺碘酮，住院期间给予利尿剂＋血管扩张剂等治疗，患者症状改善出院。患者半月前受凉感冒后再次出现胸闷、气短症状，夜间不能平卧，伴咳嗽、咳黄痰，全身水肿、腹胀、恶心、呕吐等不适，于家中自行服用"利尿剂及莫西沙星"等药物后症状不缓解，就诊于我院以"肥厚型心肌病、心功能Ⅳ级（NYHA 分级）"收住。此次发病以来，患者神志清，精神差，饮食、睡眠差，大小便次数较以往减少，体重稍增加。既往"关节炎"病史 5 年。2 个月前发现"心房扑动"，自行停用"华法林"2 周。患者母亲、弟弟及侄子均患有肥厚型心肌病，否认有其他家族遗传性及传染性疾病史。

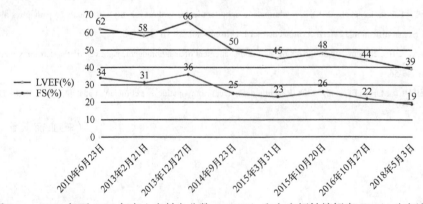

图 21-1 2010 年至 2018 年左心室射血分数（LVEF）和左室短轴缩短率（FS）动态演变

【体格检查】

体温 36.3℃，脉搏 73 次/分，呼吸频率 18 次/分，血压 105/69mmHg，神志清，精神差，颈静脉充盈，双下肺可闻及湿性啰音，心尖冲动减弱，心前区未触及明显震颤，心界向左下扩大，心音遥远，心率 73 次/分，律不齐，各瓣膜听诊区未闻及病理性杂音及心包摩擦音，心尖区可闻及舒张期奔马律，腹部外形膨隆，肠鸣音减弱，移动性浊音（＋），双下肢凹陷性水肿。

【实验室检查】

血常规：WBC 8.81 ×10^9/L，中性粒细胞百分比 70.2%，PCT 0.047ng/ml。生化检查：AST 55U/L，ALT 72U/L，Crea 109μmol/L，BUN 9.59mmol/L，UA 624μmol/L。血凝：INR 1.46。心肌标志物：TnI 0.036ng/ml，Myo 154ng/ml，CKMB 4.0ng/ml，NT-proBNP 8510pg/ml。

【辅助检查】

1. 心电图 ①异位心律：电轴左偏；②异常心电图：心房扑动，室内阻滞，ST-T 改变（图 21-2）。

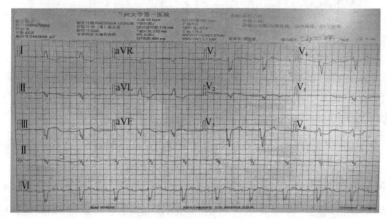

图 21-2 患者入院心电图

2. 心脏超声 LVEF 39%，①左房内径增大，左室各壁运动搏幅弥漫性减低；②右室内径增大，右房内径正常高限，肺动脉主干及左分支内径增宽，肺动脉收缩压增高（51mmHg），舒张压增高（34mmHg）；③主动脉硬化；④左室收缩功能正常，舒张功能减低；⑤彩色血流：三尖瓣反流（中度），主动脉、肺动脉瓣反流（轻度）。

3. 既往心脏 MRI（2016） 左心、右房增大（左心室长径 80mm，横径 62mm，右室长径 54mm，横径 35mm，左心房左右径 77mm，前后径 34mm，右心房 45mm×48mm），室间隔厚薄不均，前室间隔室壁厚度正常高限，局部运动增强，下室间隔基底段轻度变薄，下壁基底段至心尖段室壁变薄，局部无运动，首过灌注下室间隔及下壁心尖段灌注缺损，延迟室间隔及下壁基底段至心尖段肌壁间线样及灶状高信号，游离壁中段至心尖段内层心肌过度小梁化，左室收缩、舒张运动减弱。结论：左室心肌受累疾病，结合病史，符合肥厚型心肌病治疗后改变，心肌缺血、纤维化合并心功能不全（图 21-3）。

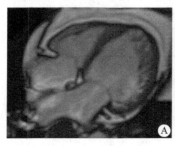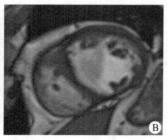

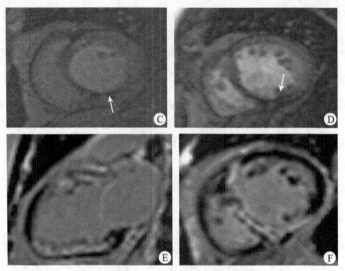

图 21-3 心脏 MRI 检查

A、B. 室间隔及左室下壁心肌厚薄不均，游离壁内层心肌过度小梁化，左室扩大，收缩运动减低；C、D. 左室下间隔及下壁心肌首过灌注缺损——心肌缺血；E、F. 室间隔及毗邻下壁心肌肌壁间广泛 LGE-纤维化

【初步诊断】

入院诊断：①扩张期肥厚型心肌病，心功能Ⅳ级（NYHA 分级）；②心律失常、心房扑动；③肺部感染。

【诊疗经过】

患者本次入院明显气短，不能平卧，考虑本次出现急性左心衰与肺部感染相关，给予头孢他啶抗感染、氨溴索化痰、硝酸甘油静脉泵入扩张血管、呋塞米利尿、补钾、贝那普利改善心肌重构等治疗后症状略有好转，行动态心电图提示全程房扑，平均心率 60 次/分，偶见室早伴短阵室速（室性早搏 13 个，其中 10 个单发室早，1 阵室速），逐渐加用比索洛尔至 5mg 1/d，并给予华法林 2.25mg 1/d 抗凝治疗，鉴于患者近 4 年来反复出现心慌、气短、夜间不能平卧等症状，多次彩超提示心脏射血分数逐渐下降，左室室壁厚度逐渐变薄（图 21-1、图 21-4），目前经利尿剂、血管扩张剂等治疗患者心衰症状改善不明显，建议患者出院后继续口服药物治疗同时，行心脏移植。患者于 2018 年 4 月于北京某医院行心脏移植，症状改善。

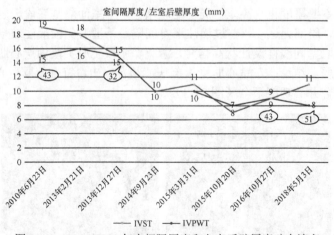

图 21-4 2010～2018 年室间隔厚度和左室后壁厚度动态演变

【讨论】

一、肥厚型心肌病合并心力衰竭的临床处理策略

肥厚型心肌病（hypertrophic cardiomyopathy，HCM）是一种以心肌肥厚为特征的心肌疾病，主要表现为左心室壁增厚，二维超声心动图测量的室间隔或左心室壁厚度≥15mm，或者有明确家族史者的室间隔或左心室壁厚度≥13 mm，通常不伴有左心室腔的扩大，需排除负荷增加如高血压、主动脉瓣狭窄和先天性主动脉瓣下隔膜等引起的左心室壁增厚，该病的基本特征是心肌肥厚及猝死发生率高。根据《中国成人肥厚型心肌病诊断与治疗指南》（2017 年），无左心室流出道梗阻且 LVEF＜50％的患者，应考虑 β 受体阻滞剂及血管紧张素转换酶抑制剂（angiotensin-converting enzyme inhibitors，ACEI）治疗。若 ACEI 不耐受，可考虑血管紧张素Ⅱ受体拮抗剂（angiotensin Ⅱ receptor blockers，ARB）治疗；患者 NYHA 心功能Ⅱ～Ⅳ级且 LVEF＜50％的有症状患者，应考虑小剂量襻利尿剂治疗，且无论是否服用 ACEI／ARB 和 β 受体阻滞剂，均应考虑接受盐皮质激素受体拮抗剂（如螺内酯）治疗。因此该患者入院后积极给予利尿、改善心肌重构等治疗。

二、肥厚型心肌病合并房扑的临床处理策略

以 2017 年《中国成人肥厚型心肌病诊断与治疗指南》为导向，对于所有伴发持续性、永久性或阵发性心房颤动的 HCM 患者，在无禁忌证的前提下，均建议口服抗凝药如维生素 K 拮抗剂（华法林），将国际标准化比值（international normalized ratio，INR）控制在 2.0～3.0，预防血栓栓塞，且无需 CHA2DS2-VASc 评分系统评估患者卒中风险；持续性心房颤动患者建议采用 β 受体阻滞剂、维拉帕米和地尔硫草控制心室率；除非心房颤动病因可逆转，否则在恢复窦性节律前建议终身接受口服抗凝药治疗；对于心房扑动的患者，建议采取与心房颤动患者一致的抗凝治疗；该患者房扑病史 2 个月，已停用华法林 2 周，入院后检测 INR 未能达标，故重启抗凝治疗，并且嘱患者定期检测凝血功能。

三、关于扩张期肥厚型心肌病

进入成年的肥厚型心肌病（hypertrophic cardiomyopathy，HCM）患者的心脏结构很少出现明显变化，但极少数患者逐渐发生左心室扩大及收缩功能明显减低，演变为扩张期肥厚型心肌病（dilated-phase hypertrophic cardiomyopathy，DPHCM）。主要特征为左心腔扩大，左室收缩功能不全，一般还伴有肥厚心肌变薄。对于 DPHCM 和扩张型心肌病（dilated cardiomyopathy，DCM）鉴别见表 21-1。因此，针对进展为 DPHCM 的患者主要以治疗心力衰竭为主。DPHCM 可能的发病机制包括：①组织学：心肌细胞排列紊乱，心肌间质丛状纤维化，病变区域内小动脉管腔狭窄；②相关因素：微循环障碍、炎症反应、氧化应激、酒精损害等；③遗传因素：60％的 DPHCM 患者有 HCM 家族史，其中 MyBPC 突变与 DPHCM 的发生及预后密切相关。

HCM 进展为 DPHCM 的预测因素包括：①发病时的年龄；②心室壁最大厚度与后壁厚度的比值；③演变为 DPHCM 前是否存在室内阻滞；④有无左室流出道梗阻与是否演变为 DPHCM 无关。

表 21-1 DPHCM 与 DCM 鉴别表

	DPHCM	DCM
发病率	3.5％～4.9％	37/10 万　男性：女性=2.5：1
发病年龄	14～70 岁；从 HCM 到 DPHCM 平均突变时间为 9 年	20～50 岁
特征	左心腔扩大，左室收缩功能不全，伴有肥厚、梗阻特征减退和消失	单侧/双侧心腔扩大，心肌收缩功能不全
病理&组织学	心壁为不均匀肥厚，纤维化分布虽然广泛但不均匀，且与紊乱心肌密切相关	心内膜及心肌间质纤维化；部分心肌细胞肥大；附壁血栓
心脏功能	收缩力下降不均匀，增加运动负荷后局部室壁运动异常更加显著	全心均等性收缩力下降

续表

	DPHCM	DCM
预后	DPHCM 预后较 DCM 差；伴有收缩功能障碍的 HCM 患者中 34.6% 的患者死亡或进行心脏移植，收缩功能正常的 HCM 患者中死亡及心脏移植的比例为 10.2%	1 年生存率 58%~63%，5 年生存率 33%~40%，10 年生存率 20%

心内膜心肌活检是 DPHCM 诊断的金标准；ECHO 结合 CMR 是诊断 DPHCM 的重要无创方法。DCM 与 DPHCM 均可表现为左心腔扩大，左室收缩功能不全，因此两者鉴别至关重要，具体差异见表 21-1 所示。DPHCM 的治疗是以对症治疗为主，延缓 HCM 向 DPHCM 的演化是防治 DPHCM 的关键。DPHCM 病程较长，预后极差，一旦进展为扩张期很快因心力衰竭而死，部分患者会发生猝死，终末期患者可行心脏移植。

四、病例的诊治思考及提示

DPHCM 是 DCM 终末阶段，大约占 DCM 的 10%，本例病人从最初 DCM 逐渐进展为 DPHCM，给予 β 受体阻滞剂、ACEI 类药物、利尿等药物治疗，对常规药物治疗反应不佳，最终进行心脏移植。本例患者有明显家族遗传史，遗憾的是，未对本例患者进行基因检测，不明确患者是否存在编码肌小节结构蛋白的基因突变。

参 考 文 献

中华医学会心血管病学分会，中国成人肥厚型心肌病诊断与治疗指南编写组，中华心血管病杂志编辑委员会，2017. 中国成人肥厚型心肌病诊断与治疗指南[J]. 中华心血管病杂志，45(12)：1015-1032.

李晓丽，张宝伟，真亚，等，2013. 肥厚型心肌病扩张期的研究现状[J]. 临床心血管病杂志，(7)：486-488.

Daniele P，Alessandra F，Gabriele C，et al，2015. Clinical spectrum，therapeutic options，and outcome of advanced heart failure in hypertrophic cardiomyopathy[J]. Circ Heart Fail，8(6)：1014-1021.

Gersh B J，Maron B J，Bonow R O，Dearani J A，et al，2011. 2011 ACCF/AHA guideline for the diagnosis and treatment of hypertrophic cardiomyopathy. a report of the American College of Cardiology Foundation/American Heart Association task force on practice guidelines[J]. J Thorac Cardiovasc Surg，142(6)：e153-203.

Harris K M，Spirito P，Maron M S，et al，2006. Prevalence，clinical profile，and significance of left ventricular remodeling in the end-stage phase of hypertrophic cardiomyopathy[J]. Circulation，114(3)：216-225.

（姚亚丽　张益铭）

22 肥厚型心肌病合并无休止室速急诊心外膜射频消融1例

视点

患者，男性，55岁，"间歇胸闷、气短10年，心悸、气短2天"由外院转入。该患者外院明确诊断为非梗阻性肥厚型心肌病，此次无休止室速，给予利多卡因、胺碘酮、美托洛尔、临时起搏超速抑制等均不能终止室速，电复律不能维持窦律。患者急性左心衰，氧饱和度73%，最终急诊行室速射频消融术。术中心内膜面消融可终止室速，但反复再发。干性心包穿刺后心外膜面消融终止室速，电生理检查不能诱发，随访数月室速再未发作。此病例提示：恶性心律失常在药物和电复律效不佳时，急诊射频消融或许是恰当的、有效的选择。

【病历摘要】

患者，男性，55岁，"间歇胸闷、气短10年，心悸、气短2天"由外院转入。患者10年来间断胸闷、气短，在当地和西安的多家医院住院治疗，诊断为非梗阻性肥厚型心肌病。患者1年前在西安某医院行冠脉造影，报告：LAD（前降支）和RCA（右冠状动脉）各约40%局限性狭窄。患者于2天前晚饭后无明显诱发突发心悸、气短，伴大汗，无胸痛，无头晕，无黑矇及晕厥，当地医院查心电图后诊断为"室性心动过速"，血压正常（具体患者记不清），给予胺碘酮300mg静脉注射未转复，同步电复律后出现窦性停搏，交接区逸搏，后室速再发，为进一步治疗转入我院。

既往高血压病史10年，糖尿病史10年，平时口服美托洛尔50mg 2/日、厄贝沙坦、利尿剂、降糖等治疗，血压控制尚可。

【治疗经过】

1. 入院查体 体温36.6℃，脉搏180次/分，呼吸频率20次/分，血压138/98mmHg，体重95 kg，身高175cm。

2. 入院后化验 K^+4.81mmol/L，WBC 15.67×10^9/L，中性粒细胞占比90%。心电图提示宽QRS心动过速（图22-1），急诊经股静脉行临时心脏起搏器，多次BURST刺激未终止心动过速，给予利多卡因50mg、胺碘酮150mg静脉注射，必要时重复，美托洛尔50mg口服未转复心动过速，硝普钠、利尿剂纠正心衰，麻醉后直流电除颤后窦律不能维持，室速持续发作。急查心脏彩超提示：左室各壁明显增厚，未见SAM现象，LVEF0.45。胸片提示：心影增大，肺水肿（图22-2）。

药物、起搏、电复律后室速仍持续发作，遂急诊行射频消融术。

术中可见室房分离，V>A，心内膜未标测到明显的瘢痕，激动标测结合拖带标测，左室前壁近室间隔处35W 盐水20ml/min消融30s可终止室速，维持窦律数分钟室速再发，反复数次窦律仍不能维持。剑突下心包穿刺，心外膜在左室前壁对应处标测到片状瘢痕（图22-3），机械压迫可终止室速。确定靶点后行左冠脉造影，避开LAD和对角支25W 盐水30ml/min消融3s可终止室速，基质改良后重复电生理检查并观察50分钟室速再未发作，复查左冠状动脉造影，LAD和对角支未受影响。术中内膜和心外膜射频消融转窦心电图均可见ST-T改变（图22-4、图22-5），术后CMR检查提示：符合肥厚型心肌病改变，左室壁和室间隔多发局灶性和斑块样延迟强化（图22-6）。给予纠正心衰、口服美托洛尔等对症治疗后好转出院。术后继续口服美托洛尔47.5mg 1/日（因一度AVB减量）、贝那普利，纠正心衰、降糖等对症治疗，随访数月,患者间歇胸闷、气短,室速再未发作,动态心电图 24 小时可见数百室早,无源室速形态室早。

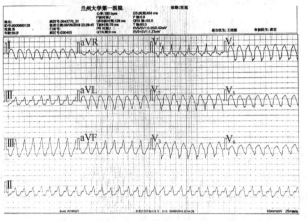

图 22-1　入院时心电图

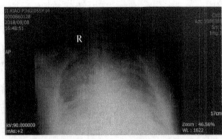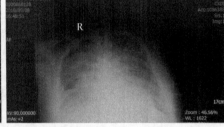

图 22-2　入院后胸片

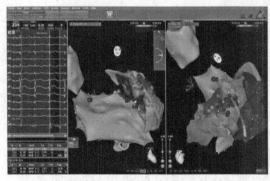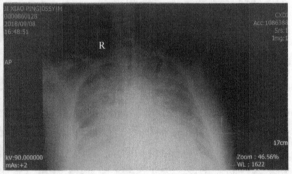

图 22-3　术中标测结果

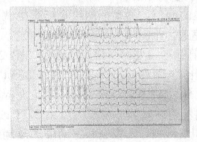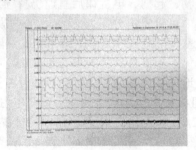

图 22-4　心内膜消融转窦　　　　　图 22-5　心外膜消融转窦

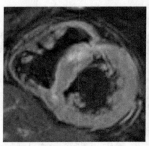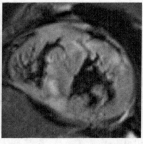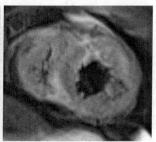

图 22-6　术后 CMR

【讨论】

一、心肌病室速消融成功率如何

心肌病室性心律失常的射频消融尽管取得很大进展，但消融疗效尚不理想，其手术风险相对较高。限制消融成功率的因素包括：不良的左心室功能、室速无法标测折返环、血流动力学不稳定、激动模式变化。World J 等研究显示：心内膜联合心外膜消融可降低远期室速复发率.

二、心外膜消融注意事项

通过心包途径到达，有损伤冠状动脉的风险，所以在心外膜消融之前应行冠状动脉造影。其他风险包括：肝出血、心包积液、交感神经损伤、心包炎等。

参 考 文 献

李毅刚，2013. 室性心律失常学[M]，上海：上海交通大学出版社：521-527.

Daniele M，Pasquale S，Jackson J L，et al，2017. Management of ventricular tachycardia storm in patients with structural heart disease[J]. World J Cardiol，9(6)：521-530.

（杨　波　姚亚丽）

23 心肌淀粉样变性合并多发性骨髓瘤 1例的诊治

视点

心肌淀粉样变性（cardiac amyloidosis，CA）系淀粉样蛋白质物质沉积在心肌组织内，改变细胞代谢、钙转运、受体调节和细胞水肿等所致的一种限制型心肌病，临床上常以合并症或者单独发病的形式被发现。因临床上较为少见，易将其漏诊或误诊为肥厚型心肌病或其他病因的限制型心肌病。因此识别和诊断心肌淀粉样变性具有十分重要的意义。本文分析 1 例心肌淀粉样变性患者的临床特征、辅助检查特点和治疗等，旨在提高对该病的认识、诊断和治疗水平。

【病历摘要】

患者，女性，50 岁，主因"间断胸闷、气短 1 年余，加重 7 天"于 2018 年 12 月 6 日入院。患者自 2017 年 10 月出现间断胸闷、气短，无胸痛及放射痛，无发热、恶心、呕吐等，曾于外院行心电图检查提示异常（具体未见报告），未予重视。后胸闷、气短症状加重，曾就诊于外院门诊，化验心肌标志物升高，心电图提示：前壁导联 R 波递增不良，心脏彩超提示双心房增大，左室壁增厚，心脏收缩功能正常，舒张功能减低，诊断为"急性前壁心肌梗死？"，为进一步明确诊断，于 2018 年 3 月 13 日外院行冠脉造影，检查提示冠脉正常，胸片提示右侧大量胸腔积液，抽吸出粉红色胸水共约 1700ml，并给予"呋塞米、螺内酯"（具体用量不详）等药物口服，胸闷、气短症状缓解后出院。于 2018 年 4 月再次因胸闷、气短就诊于外院呼吸科，行心脏彩超提示：限制型心肌病，胸片提示右侧大量胸腔积液，再次予以抽吸胸水等对症治疗，出院诊断为：限制型心肌病。2018 年 4 月再次因胸闷、气短症状加重就诊于我院门诊，行心脏 MRI 提示：心肌淀粉样变性，患者在家自服中药治疗。7 天前因上述症状加重，夜间不能平卧再次入院。既往史：1 年前曾因卵巢囊肿行右侧卵巢切除术。无高血压、糖尿病病史，否认手术外伤史，否认肝炎结核病史，否认传染病接触史，否认药物过敏史，否认输血史。无遗传性家族史。

【实验室检查】

体温 36.3℃，脉搏 65 次/分，呼吸频率 18 次/分，血压 96/60mmHg，右肺呼吸音明显减低，未闻及干湿性啰音，心界正常，心率 65 次/分，心音正常，律齐，各瓣膜听诊区未闻及病理性杂音，腹软，无压痛，肝颈静脉回流征（−），双下肢无水肿。

【实验室检查】

血常规：正常，尿常规：尿蛋白 2+，尿潜血 3+，生化检查提示：肝肾功能均正常。心肌标志物：TnI: 0.15ng/ml↑，NT-proBNP: 4330pg/ml，肾损伤早期指标：尿微量白蛋白：38mg/L↑，β_2-微球蛋白：0.55mg/L↑，24 小时尿蛋白定量：0.32g/24h↑，血沉：67mm/h↑，自身抗体全项（−），免疫球蛋白 IgG↑，D-D: 1.74μg/ml↑，甲状腺功能：正常。

【辅助检查】

1. 血液及尿液游离轻链 升高（图 23-1、图 23-2）。

2. 免疫球蛋白固定电泳　IgG-LAM 型 M 蛋白血症（图 23-3）。

3. 心电图　肢导低电压，胸前导联 R 波递增不良（图 23-4）。

4. 胸部正位片　右侧大量胸腔积液，胸水化验提示渗出液。

5. 心脏超声　左心室各壁呈对称性明显增厚，厚度约 22mm；心肌回声较致密，呈毛玻璃样，并可见较密集强光点样高回声；左心房及右心房扩大（左房：5.5cm，右房：5.3cm），左心室及右心室内径正常，二尖瓣及三尖瓣口中度反流；肺动脉收缩压增高（41mmHg），左心室收缩功能正常（LVEF：58%），左心室及右心室舒张功能明显减低（二尖瓣口 E/A＞2，左心室平均 E/e' 为 21）；心肌速度向量成像技术显示左心室心肌部分节段纵向应变值减低且收缩达峰时间延长，考虑"心肌淀粉样变性"（图 23-5）。

6. 心脏磁共振（CMR）　考虑心肌淀粉样变性（见图 23-6）。

7. 胸部增强 CT　左肺上叶尖后段、舌段、下叶后基底段及右肺下叶外侧基底段肺动脉局限性肺栓塞。

8. 骨髓穿刺活检　多发性骨髓瘤。

游离 κ-轻链（尿）	*	4.95
游离 λ-轻链（尿）	*	50.96　↑
Fκ、Fλ-轻链比值（尿）	*	0.097

图 23-1　尿液游离轻链

游离 κ 轻链（血）Fκ 参考值：3.3-19.4 mg/L		游离 λ 轻链（血）Fλ 参考值：5.7-26.3 mg/L		Fκ/Fλ（血） 参考值：0.26-1.65		dFLC mg/L
值	提示	值	提示	值	提示	
24.58	↑	251.35	↑	0.10	↓	226.77

图 23-2　血液游离轻链

血清免疫固定电泳图形：

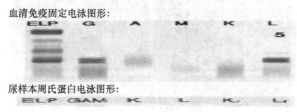

尿样本周氏蛋白电泳图形：

图 23-3　免疫球蛋白固定电泳

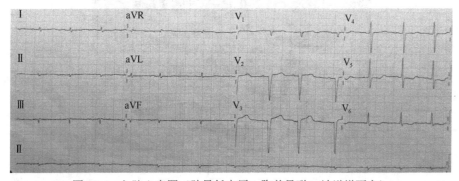

图 23-4　入院心电图（肢导低电压，胸前导联 R 波递增不良）

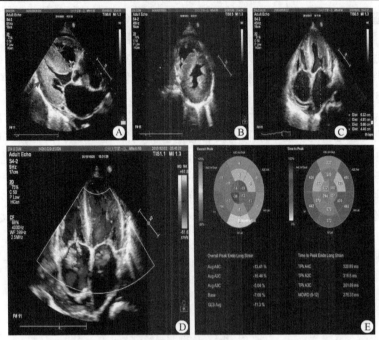

图 23-5　患者心脏彩超

A. 左心室长轴切面观示室间隔、左室后壁肥厚，心肌呈"毛玻璃"样，其内可见密集光点样高回声；B. 左心室短轴切面示左心室呈向心型对称性肥厚；C. 心尖四腔切面示左心房及右心房扩大，左心室游离壁及右心房顶部少量液性暗区；D. 心尖四腔切面示二、三尖瓣中度反流；E. 心肌速度向量成像技术显示左心室心肌部分节段纵向应变值减低且收缩达峰时间延长

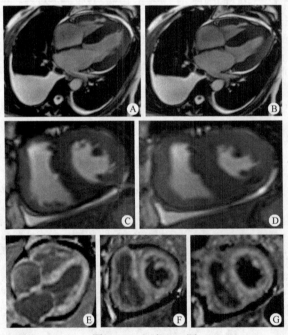

图 23-6　心脏 MR 图

A～D. 四腔心及短轴位心脏电影图：心肌顺应性降低，双房增大；左右室壁弥漫性增厚，房间隔亦增厚；心包积液，双侧胸腔积液（A. 四腔心舒张期，B. 四腔心收缩期，C. 左室中段短轴舒张期，D. 左室中段短轴收缩期）；E～G. 心肌延迟强化图：双室壁、房间隔弥漫、透壁性延迟强化，呈粉尘样（E. 四腔心，F. 短轴近段，G. 短轴中段）

【治疗经过】

结合患者病史、体查及辅助检查结果，初步诊断考虑：①心肌淀粉样变性，心功能不全，心功能Ⅲ级（NYHA 分级）；②胸腔积液性质待查；经给予利尿、抽吸胸水等对症治疗，患者可平卧，但住院早期胸水量增长较快，平均每日抽吸胸水约 600ml，呈粉红色，检查提示渗出液。入院后第 7 天请呼吸科会诊后建议行胸膜活检术，患者及家属拒绝。患者入院心脏彩超及既往心脏 MR 均提示心肌淀粉样变性（具有心肌淀粉样变性特异性表现），为进一步明确诊断，行血液及尿液游离轻链（κ 及 λ 轻链）及免疫球蛋白固定电泳，结果提示 IgG-LAM 型 M 蛋白血症，考虑单克隆免疫球蛋白血症，请血液科会诊后，于入院后第 15 天行骨髓穿刺活检术，结果回报明确为多发性骨髓瘤。为进一步明确诊断，需行心肌活检，因心肌活检为心肌淀粉样变诊断金标准，但因我院条件所限，未能行该项检查。其次，患者住院期间曾多次行尿检提示尿蛋白增高，不排除淀粉样变累及肾脏，建议患者进一步行肾脏活检以明确诊断，患者及家属拒绝。住院期间行胸部增强 CT 检查提示局限性肺栓塞，经我院介入科会诊后予以华法林抗凝治疗。患者经给予抽吸胸水、"呋塞米 20mg 1/日，螺内酯 20mg 1/日"口服利尿及"华法林 3mg 1/日"抗凝对症治疗，患者胸水较入院时明显减少，症状较前缓解，于 2019 年 1 月 7 日出院。2019 年 1 月 20 日入住我院血液科行化疗治疗，予以 DT-Vel 方案（地塞米松＋硼替佐米＋沙利度胺）治疗 1 个疗程，目前患者仍有反复胸腔积液出现，仍以右侧为著。

【讨论】

一、病例诊治思路

该患者以"舒张性心功能不全表现及不明原因反复胸腔积液"为主要临床特点，行 CAG 检查排除冠脉病变，心脏彩超及心脏 MR 均提示心肌淀粉样变性表现。该患者需进一步明确心肌淀粉样变的类型，其血液及尿液中免疫球蛋白单克隆轻链升高，血清蛋白电泳示：IgG-LAM 型 M 蛋白血症，骨髓穿刺活检明确诊断为多发性骨髓瘤，故该患者明确诊断骨髓瘤相关性淀粉样变性。该病可累及全身多系统脏器，60%～80%的病例累及心脏，超过半数的患者出现心力衰竭症状。

此外，支持该患者原发性心肌淀粉样变的临床特点包括以下几点：①心电图："质-电矛盾"现象，主要表现为：肢体导联 QRS 波低电压，胸前导联出现假性梗死波形（R 波递增不良），用于和肥厚型心肌病及高血压性心肌病鉴别诊断；②蛋白尿：亦有报道可行肾脏穿刺活检以明确淀粉样变诊断；③心外栓塞：肺栓塞；④不明原因反复胸腔积液，不排除淀粉样物质沉积于胸膜所致渗出引起，可进一步行胸膜穿刺活检术明确诊断。

心肌淀粉样变性患者最初可表现为心外原因就诊，如反复胸腔积液、蛋白尿、肺栓塞、腹泻等胃肠道症状等，临床上应开阔思路，不遗漏任何蛛丝马迹，充分结合心脏彩超及心脏 MR 的特异性表现，防止漏诊或误诊的发生。该患者曾于外院多次就诊，曾因心肌标志物升高及心电图表现诊断为"急性心肌梗死"而行冠脉造影检查，发生误诊及漏诊。针对该类患者，心内膜心肌活检刚果红染色阳性为诊断的金标准，但因其风险较高，目前大多数医院未能开展此项技术。而心外组织，如腹壁脂肪、直肠黏膜、肾脏组织、骨髓活检染色仍能提供良好的诊断相关性。该患者经骨髓穿刺明确诊断为多发性骨髓瘤，故可明确诊断为骨髓瘤相关性心肌淀粉样变。

二、心脏彩超及心脏 MR 的诊断及鉴别诊断

心脏彩超及心脏 MR 对心肌淀粉样变的诊断具有较高的敏感性和特异性，应提高辅助科室对该疾病的诊断及鉴别诊断水平，防止漏诊及误诊的发生。心肌淀粉样变 CMR 表现：①形态、

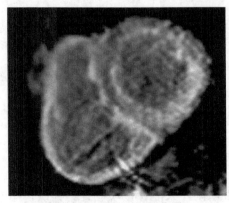

图 23-7　心肌延迟强化图

短轴位心肌延迟强化图：室间隔"斑马征"

功能学异常，双室腔不大，双房增大；室壁弥漫向心性肥厚，房间隔可增厚；心室舒张功能障碍为著，可伴有收缩功能下降；②特征性心肌延迟强化：心肌淀粉样变性延迟强化表现为：a. 心内膜下延迟强化；　b. 室间隔"斑马征"（图 23-7）；c. 弥漫透壁性延迟强化（粉尘样），此外右室壁及房间隔亦可强化。在多发性骨髓瘤患者中，CMR 诊断心肌淀粉样变性的敏感性、阴性预测值为 100%，特异性、阳性预测值分别为 80% 和 81%。此外，有研究表明钆延迟显像是 AL 型心肌淀粉样变性患者病死率的独立预测因素。

心肌淀粉样变性具有特征性的延迟强化特点，但也需要与其他引起室壁增厚的疾病鉴别：①肥厚型心肌病形态学多以室间隔非对称肥厚为主，表现为室间隔与右室插入部及肥厚节段室壁间斑片状延迟强化；②高血压心肌病形态学也表现为左室壁弥漫向心性肥厚，但右室壁及房间隔厚度正常，心肌一般无延迟强化，不伴有心包积液及胸腔积液。

心肌淀粉样变性的超声心动图表现为：心肌回声较致密，呈"毛玻璃"样改变，且有多发的闪亮光点回声（闪烁征），此为心肌淀粉样变性最典型的超声心动图改变；此外左室心肌呈向心型均匀性肥厚，左室及右室舒张功能明显受损也是其特征。而肥厚型心肌病在超声心动图上可表现为心肌回声杂乱，可呈现高低不均的混合回声；且典型的肥厚型心肌病，常变现为心肌的不对称性肥厚（如以室间隔基底段明显）。

三、心肌淀粉样变性的治疗和预后

目前，心肌淀粉样变性的治疗策略主要包括以下几方面：①减少淀粉样前体物质的生成，包括目前 CVD 方案（环磷酰胺＋硼替佐米＋地塞米松），CTD 方案（环磷酰胺、沙利度胺和地塞米松）及自体干细胞移植。②干扰淀粉样物质形成及促进淀粉样物质沉积溶解，包括使用 tafamidis、diflunisal、其他非甾体抗炎药、多西环素等。③心脏移植，因为受到多器官受累、年龄、疾病进展以及并发症的影响，心脏移植在 CA 中的效果并不好。病人必须有临床严重的心脏病，其他器官的淀粉样物质负担最小。最初的心脏移植报道显示移植心脏的淀粉样蛋白复发，其他器官的渐进性淀粉样沉积导致存活率很低。接受心脏移植和干细胞移植的患者系列显示，心脏移植手术的患者，5 年生存率约为 65%。④支持治疗，钠盐的摄入及利尿剂的使用是支持治疗的基石，相对于收缩性心力衰竭，无证据表明 ACEI、ARB 及 β 受体阻断剂对该类患者有益，反而易致低血压和低心输出量。洋地黄类药物因易在心肌聚集而导致中毒，被限制应用。复发性晕厥患者可行起搏器植入，ICD 疗效不确定。

淀粉样变性预后较差，无论何种治疗方法，出现心脏受累后预后更差，发生慢性心力衰竭后中位存活率不超过 6 个月。左室壁增厚与存活率成负相关，并与心衰的严重程度密切相关。右室扩张说明心脏受累更严重，平均存活期仅 4 个月，血浆 BNP、Pre-BNP 和肌钙蛋白水平是判断患者预后的敏感标志物。

参 考 文 献

马爱群，吴格如，2006. 心脏淀粉样变性诊断与治疗[J]. 中华心血管病杂志，34(12)：1150-1152.

B hattis S，Watts E，Syed F，et al，2016. Clinical and prognostic utility of cardiovascular magnetic resonance imaging in myeloma patients with suspected cardiac amyloidosis[J]. Eur Heart J Cardiovasc Imaging，17（9）：970-977.

Falk R H，Alexander K M，Liao R，et al，2016. AL (Light-Chain) cardiac amyloidosis：A review of diagnosis and therapy[J]. J Am Coll Cardiol，68(12)：1323-1341.

Kirk P，Sloan M D，Charles J，et al，2009. Complications of echocardiography-guided endomyocardial biopsy[J]. J Am Soc Echocardiogr，22(3)：324.

Maceira A M，Joshi J，Prasad S K，et al，2005. Cardiovascular magnetic resonance in cardiac amyloidosis[J]. Circulation，111（2）：186-193.

O'Hara C J，Falk R H，2003. The diagnosis and typing of cardiac amyloidosis[J]. Amyloid，10 (2)：127-129.

Sousa M，Monohan G，Rajagopalan N，et al，2017. Heart transplantation in cardiac amyloidosis[J].Heart Failure Reviews，22 (2)：1-11.

Sperry B W，Tang W H W，2017. Amyloid heart disease：genetics translated into disease-modifying therapy[J].Heart，103(11)：812-817.

（韩　冰　张　璐　陈梓娴）

24 心脏磁共振诊断直背综合征继发心脏受损1例

视点

直背综合征（straight back syndrome，SBS）是以胸廓骨骼发育异常，导致胸廓前后径减小，左右径增宽，心脏及大血管受压、移位为特征的常染色体显性遗传性疾病。患者通常无症状，不伴有心脏形态及功能异常，多见于年轻女性。该例中年男性SBS患者继发心衰、心肌纤维化，笔者通过分析本例患者临床及影像检查的诊断思路，提高对该病的认识和诊断水平。

【病历摘要】

患者，男性，46岁，主因"间断心悸、胸闷4个月，加重1周"入院。患者4个月前间断出现心悸症状，无胸痛、黑朦、气短、发绀、夜间阵发性呼吸困难等表现。于当地医院就诊并行动态心电图检查提示"频发室早，短阵室速"，心脏彩超提示"左室增大，LVEF 25%"，行冠脉CTA提示正常，给予药物对症治疗（具体药物及剂量不详）1周后症状改善不明显。于2018年11月转诊至上级医院，行冠脉造影提示正常，动态心电图可见"短阵室速"，心脏彩超提示"左室扩大，LVEF 43%"，外院诊断为"扩张型心肌病"，给予"沙库巴曲缬沙坦钠50mg 2/日，美托洛尔缓释片47.5mg 1/日，螺内酯 20mg 1/日"治疗后症状略缓解，当地医院建议行ICD治疗。患者为进一步诊治就诊于我院并收住心内科病房。

既往否认高血压、糖尿病史，无抽烟、酗酒史；无家族病史；18岁体检时发现心脏杂音。

【体格检查】

体温36.3℃，脉搏78次/分，呼吸频率20次/分，血压116/69mmHg，胸廓扁平（图24-1），听诊双肺呼吸音清，未闻及干湿性啰音，心前区无隆起，无震颤，心界向左扩大，心率78次/分，律齐，二尖瓣听诊区可闻及收缩期2/6级杂音，向左腋下传导，胸骨左缘2～3肋间可闻及粗糙、喷射性3/6级收缩期杂音，P2亢进，坐起前倾位杂音稍增强，杂音强弱与呼吸动度关系不密切，肝脏肋下未及，全腹无明显压痛及反跳痛，肝-颈静脉回流征阴性，双下肢无水肿。

【实验室检查】

NT-proBNP：482 pg/ml；HCY：20.14 μmol/L。

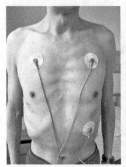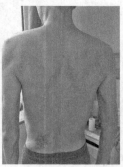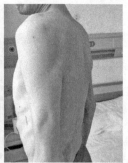

图24-1 患者胸廓图片

【辅助检查】

1. 心电图　窦性心律，电轴不偏，V_1、V_2 呈 QS 型，ST 段改变（图 24-2）。

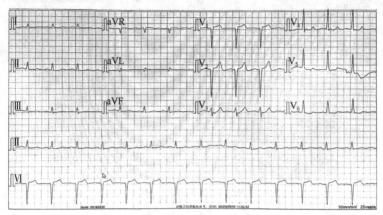

图 24-2　入院心电图

2. 动态心电图　①窦性心律，平均心率 66 次/分，分析的心搏数为 95 738 个，最慢心率 46 次/分，发生于 23:32。最快心率 110 次/分，发生于 11:29。②频发室早伴短阵室速（室性早搏有 1037 个，其中有 1003 个单发室早，11 次成对室早和 3 阵室速）。偶见房早（房性早搏有 2 个，均为单发）。③最长 R—R 间期是 1.343s，发生于 23:32:56。④ST-T 改变（图 24-3）。

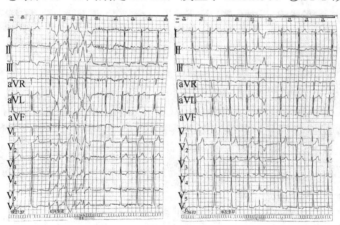

图 24-3　入院 Holter

短阵室速，单发室早

3. 胸部正位片　肺动脉轻度膨隆，心尖向左下移位（图 24-4）。

4. 心脏超声　左心房及左心室内径增大，左心室前、下室间隔基底段至中段局部变薄，回声增粗增强，运动波幅减低；左心室收缩功能减低（LVEF 47%），二尖瓣前叶瓣尖可见关闭时向左心房方向弯曲突出，脱垂点距关闭点距离为 0.2cm，瓣环直径 3.1cm。CDFI 观察：二尖瓣瓣上可见偏心型反流信号；考虑"二尖瓣前叶轻度脱垂"（图 24-5）。

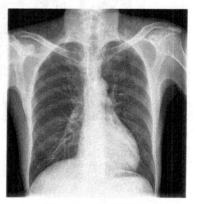

图 24-4　胸部正位片

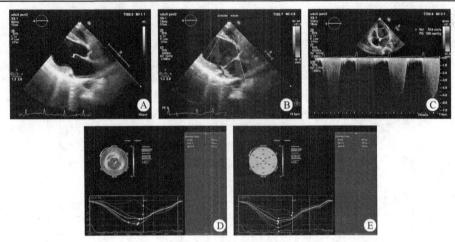

图 24-5 超声心动图

A. 左心室长轴切面观示二尖瓣前叶瓣尖向左心房方向弯曲；B. CDFI 观察左心室长轴切面示二尖瓣上偏心型反流信号；D、E. 斑点追踪成像技术"牛眼图"显示左心室心肌部分节段峰值应变值减低且收缩达峰时间延长

5. 心脏磁共振 胸廓前后径/左右径明显减小，约 0.29，右室、右室流出道及左房受压；左心房室内径增大，室壁厚度正常，左室收缩运动减弱（LVEF 37%）；前室间隔中段肌壁间少量心肌纤维化；二尖瓣前叶冗长 35mm，二、三尖瓣可见反流，二尖瓣前叶轻度脱垂（图 24-6）。

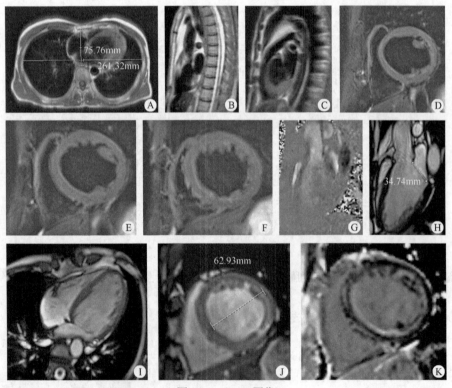

图 24-6 CMR 图像

A~C. Haste 序列；D~F. 短轴 T_2WI 序列：胸廓前后径减小，右室、右室流出道、左房受压；G. 三腔心电影序列：二尖瓣前叶冗长 35mm；H. Flow 序列：二尖瓣反流；I. 四腔心电影序列：收缩期二尖瓣前叶向左房膨隆；J. 舒张末期左室短轴电影图像：左室舒张末横径 62.93mm；K. 延迟强化图像：前室间隔心肌纤维化

【诊疗思路与讨论】

该患者以心衰、心律失常收住，Holter 提示存在右室流出道起源早搏。胸部正位片表现为肺动脉轻度膨隆，左室轻度增大；超声心动图提示左心房室增大，左室收缩运动减弱，二尖瓣前叶轻度脱垂并伴有二、三尖瓣反流。但上述征象均不具有特异性，不能明确诊断。结合既往检查，排除了冠心病及瓣膜病等器质性心脏病，患者也没有其他引起心衰、心律失常的基础病史，但胸廓发育的异常需要引起临床医生的关注，因为它同样会造成心脏功能异常及心肌损伤。

一、直背综合征概述

1960 年 Rawlings 首次提出直背综合征（straight back syndrome，SBS）的概念，表现为胸廓前后径明显缩小，胸椎平直，正常生理曲度消失，心脏大血管受压或移位，以右室流出道和左房受压最为明显。多见于青年，女性多于男性，属于常染色体显性遗传疾病。发病机制尚不明确，有学者认为与胚胎发育第 8 周胸椎发育异常有关。大部分患者无明显临床症状，部分患者可表现为胸闷、胸痛、呼吸困难，伴有心脏杂音及心律失常。SBS 患者心脏杂音表现为胸骨左缘 2～3 肋间粗糙、喷射性 I～Ⅲ级收缩期杂音，P2 亢进伴分裂，大多是由于右心室流出道及大血管的扭曲，导致血流由层流变为湍流造成。杂音的出现可能提示先天性心脏病，但该杂音受体位和呼吸影响，具有坐、立位及吸气状态下杂音减弱的特点。心律失常多表现为窦性心动过速、室性早搏和束支传导阻滞等，既往文献报道，心律失常起源部位与心脏受压部位有一定的相关性，机械-电反馈在其中发挥着重要作用。部分患者合并二尖瓣脱垂、二尖瓣反流，还有文献报道存在主动脉二瓣畸形。

二、影像诊断思路

超声诊断 SBS 无特异性，旨在排除其他器质性心脏病，如房、室间隔缺损，肺动脉狭窄，主动脉狭窄及特发性肺动脉扩张等。斑点追踪成像技术提示心肌部分节段峰值应变减低以及收缩达峰时间延迟，多考虑由于心脏长期受压及因其所致的心律失常所致。

CMR 黑血 HASTE 序列测量胸廓前后径与左右径的比值，符合 SBS 的诊断标准，结合多层面心脏电影图像很好地显示了心脏受压及心脏收缩、舒张运动情况。右室及右室流出道受压继发右房增大，三尖瓣可见反流；胸椎压迫左房，使其前后径变扁，左右径明显增大；左室舒张末期横径增大，收缩及舒张运动明显减弱；三腔心电影序列及 FLOW 序列测得二尖瓣前叶冗长并伴有明显的二尖瓣反流，四腔心电影序列可观察到冗长的二尖瓣前叶轻度向左房膨出；延迟强化序列在前室间隔中段肌壁间可见线样高信号，提示存在心肌纤维化。结合既往文献报道，分析 CMR 检查结果，考虑该患者是由于 SBS 造成心脏受压，出现与心脏受压部位相关的机械-电反馈性心律失常，长期的机械性早搏继发左室扩大，收缩运动减弱，继而引起心肌损伤、心肌纤维化，而并非扩张型心肌病。

文献报道，SBS 合并二尖瓣脱垂（mitral valve prolapse，MVP）的比例高达 67%，因骨骼及心脏瓣膜同属于中胚层发育，在胚胎发育的第 8 周左右完成，SBS 合并 MVP 患者可能具有相同的致病基因。SBS 二尖瓣脱垂的主要原因是胸廓前后径变窄、左心房受压，二尖瓣腱索相对变长，引起功能性二尖瓣脱垂，而二尖瓣瓣及腱索并未发生病理变化，需与其他原因造成的 MVP 相鉴别，如原发性二尖瓣脱垂综合征、心肌梗死及风湿性心内膜炎引起的继发性 MVP，该患者均无上述相关疾病表现。本例患者除轻度 MVP 外，还发现二尖瓣前叶瓣叶冗长，而二尖瓣前叶冗长是否也是 SBS 的特征之一，有待进一步大样本的研究及基因证实。

综上所述，CMR 无创、无辐射，软组织分辨率高，多层面、多序列、多参数的特点在疾病的诊断中发挥着重要的作用。该 SBS 患者临床症状明显，伴有心脏形态、功能异常及心肌损伤，影像与临床紧密结合从而明确诊断，避免了 ICD 的植入。

参 考 文 献

陈蕾，马晓海，赵蕾，等，2017. 心脏磁共振成像对直背综合征与特发性心律失常关系的初步探讨[J]. 中华心血管病杂志，45(11)：948-953.

Betz J W，Oakley P A，Harrison D E，2018. Relief of exertional dyspnea and spinal pains by increasing the thoracic kyphosis in straight back syndrome (thoracic hypo-kyphosis) using CBP® methods：a case report with long-term follow-up[J]. J Phys Ther Sci，30(1)：185-189.

Soleti P，Wilson B，Vijayakumar AR，et al，2016. An interesting case of straight back syndrome and review of the literature[J]. Asian Cardiovasc Thorac Ann，24(1)：63-65.

Suto M，Mori S，Nishii T，et al，2017. Reversed Rivero-Carvallo's sign confirmed by blood flow analysis using cardiac magnetic resonance imaging in a patient with straight back syndrome[J]. Echocardiography，34(11)：1721-1724.

Virmani R，Atkinson J B，Byrd B F，et al，1987. Abnormal chordal insertion：a cause of mitral valve prolapse[J]. Am Heart J. 113(4)：851-8.

Wang J Y，Chen H，Su X，2016.Straight back syndrome manifesting as acute myocardial infarction[J]. Am J Emerg Med，34(9)：1913.e1-3.

（陈梓娴　张　艳　韩　冰）

25　多模态影像技术联合诊断危重复杂先天性心脏病

视点

对于先天性心脏病，早期明确诊断是临床治疗及判断预后的重要依据，随着各种影像设备和技术的高速发展，影像诊断所能提供的信息越来越准确详细，近年来，将CT、超声心动图、MRI等无创影像技术相结合来诊断先天性复杂心血管畸形更成为一种新的影像诊断模式，但各种影像技术因成像原理不同，方法各异，均有各自的优势及不足，超声心动图简便、无创、可重复性强，为重要的一线技术，但对心外结构如肺动脉、肺静脉、主动脉弓及大血管等的检查却不是理想的手段。此时，则应合理利用其他影像检查手段，相互配合，取长补短，使先天性心脏病的无创诊断更加趋于完善，从而为临床提供全面可靠的诊治依据。

【病历摘要】

患者，男性，49岁，主因"间断胸闷、气短、心悸伴双下肢水肿2个月，加重1周"收住入院。患者于入院前1年出现双下肢水肿，伴有咳嗽、咳痰，痰为少量白色黏痰，遂就诊于某三甲医院，行超声心动图检查示：先天性心脏病；矫正型大动脉转位（SLL型），肺动脉压增高，少量心包积液，图像质量差，房间隔显示不清。心电图提示心房扑动。予以降糖、抗凝、纠正心衰等治疗（具体用药及剂量不详），症状缓解后出院，出院后患者持续用药，无特殊不适。此次入院前一周，患者无明显诱因出现活动后心慌、胸闷、气短，就诊于当地医院，予以对症治疗后未见明显好转，并出现双下肢水肿，为求进一步诊治遂来我院就诊，门诊以"心力衰竭"收住入院。

既往史、个人史及家族史：既往糖尿病13年，服用二甲双胍缓释片1片，3次/日，自述血糖控制不佳，无高血压病史，否认有传染病、药物过敏及手术外伤史，无吸烟饮酒史。配偶体健，育有3女。否认家族遗传病史。

【体格检查】

体温36.4℃，脉搏150次/分，呼吸频率25次/分，血压93/70mmHg。神志清，精神可，主动体位，查体配合，口唇及甲床无明显发绀，无杵状指，颈静脉无充盈。双肺听诊呼吸音清，未闻及干湿性啰音；心界向右侧扩大，心律齐，胸骨左缘2、3肋间可闻及（2~3）/6级收缩期杂音；双下肢至腰骶部重度凹陷型水肿。

【实验室检查】

血常规：RBC $4.78×10^{12}$/L，WBC $4.65×10^9$/L，PLT $98×10^9$/L，Hb 148g/L；尿常规：GLU 2+；粪常规：正常；生化全项：AST 25U/L，ALT 32U/L，血糖：19.22mmol/L，K^+ 4.0mmol/L，Na^+ 132mmol/L，Ca^{2+} 2.05mmol/L；HbA1c 15.30%；凝血功能：D-D 0.58μg/ml。

【心电图检查】

心房扑动（2∶1下传）；肢体导联低电压，部分ST段改变，如图25-1。

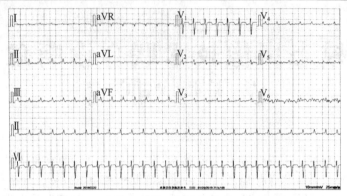

图 25-1　入院心电图：心房扑动（2 : 1 下传）

【影像诊断经过】

一、超声心动图检查

1. 超声所见　心脏位于右侧胸腔，心脏轴线指向右方，内脏正常位；根据 van Praagh 提出的节段分析法对心脏进行分析：心房正位，左房位于左侧，右房位于右侧，心房与心室连接不一致，左房与解剖右室（即功能左室）相连，右房与解剖左室相连（即功能右室），为心室左襻（L-LOOP）；心室与大血管连接不一致，解剖右室与主动脉相连，解剖左室与肺动脉相连，两大血管起始部呈近似平行关系，主动脉位于左前方，肺动脉位于右后方；房间隔原发隔部位回声中断，范围约 23mm，彩色血流观察：缺损部可见双向分流信号（以左向右为主）；心包腔内可见少量液性暗区。心功能测量：功能左室各壁运动幅度减低，收缩功能减低（EF 43%）。胸骨上窝扫查：声窗条件较差，左位主动脉弓。为明确心内分流情况，为患者进一步行右心声学造影检查，于左肘正中静脉注入振荡生理盐水，左房及右房内即刻可见大量微气泡显影，左房内微气泡显影浓度相对较高，且于左房顶部见大量微气泡汇入左房，故考虑还存在较大肺动-静脉瘘（肺内分流）可能，建议行进一步检查（如图 25-2）。

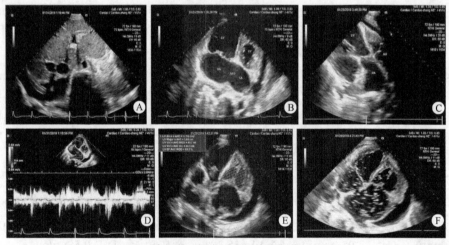

图 25-2　超声心动图检查图像

A. 剑突下切面示腹主动脉及下腔静脉位置关系正常，提示心房位置正常；B. 心房与心室连接不一致，且房间隔原发隔部位回声中断；C. 主动脉及肺动脉起始部呈近似平行关系，主动脉位于左前方，肺动脉位于右后方；D. 频谱多普勒于房间隔缺损处录得以左向右分流为主的血流频谱；E. 面积-长度法测得解剖右心室（功能左心室）收缩功能减低；F. 行右心声学造影，左房及右房内即刻可见大量微气泡显影，于左房顶部见大量微气泡汇入左房

2. 超声结论　先天性心脏病：①右旋心（单发右位心），②矫正性大动脉转位（SLL 型），③原发孔型房间隔缺损（23mm）并卵圆孔未闭，④肺动-静脉瘘可能，建议进一步检查。

二、心脏磁共振成像检查

磁共振所见　心房位于胸腔右侧，心尖指向右侧，左房位于左侧，右房位于右侧；解剖右室位于解剖左室左侧，升主动脉位于肺动脉左前方。房室连接、心室大血管连接为：右房→二尖瓣→右侧解剖左室（功能右室）→肺动脉；左房→三尖瓣→左侧解剖右室（功能左室）→主动脉。心包积液；双侧胸腔积液。房间隔缺损（原发孔型）；双上腔静脉，左上腔静脉汇入左房。功能左室壁增厚，功能右室增大，功能左室侧壁及室间隔弥漫性心肌纤维化（图 25-3）。

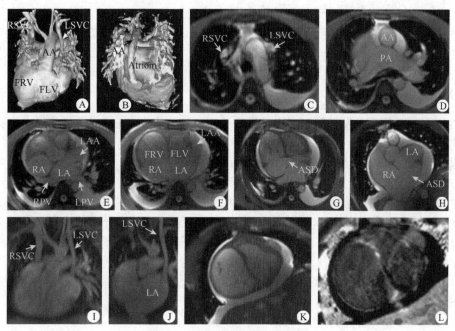

图 25-3　心脏磁共振检查图像

A，B.MR 血管成像 VR 重建图像显示心脏、大血管全貌；C～F.心脏亮血序列示：心房位于胸腔右侧，心尖指向右侧，左房位于左侧，右房位于右侧；解剖右室位于解剖左室左侧，升主动脉位于肺动脉左前方。房室连接、心室大血管连接为：右房→二尖瓣→右侧解剖左室（功能右室）→肺动脉；左房→三尖瓣→左侧解剖右室（功能左室）→主动脉。心包积液；双侧胸腔积液。G，H.心脏电影序列四腔心及心房短轴图像示：房间隔缺损（原发孔型）；I，J.MR 血管成像 MPR 重建图像示：双上腔静脉，左上腔静脉汇入左房。K. 舒张末期左室短轴连续序列示：功能左室壁增厚，功能右室增大；L.延迟强化图像示：功能左室侧壁及室间隔弥漫性心肌纤维化

三、心脏磁共振成像检查后再次行超声心动图检查

探头置于患者胸骨上窝偏左处仔细寻找，探及左上腔静脉声像图，频谱多普勒录得腔静脉血流频谱（图 25-4）。证实初次诊断考虑肺内分流的观点错误。由左肘正中静脉注入造影剂后，造影剂走行方向应为：左肘正中静脉→左上腔静脉→左房→通过房间隔缺损入右房。左上腔静脉汇入左心房，患者部分体循环回流的低氧含量的静脉血液未经肺循环氧合便直接汇入左心系统，但由于较大房间隔缺损的存在，此部分血流又通过房间隔分流入右心系统，因此患者发绀并不明显。

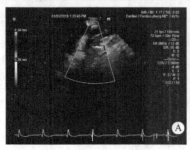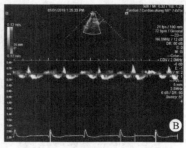

图 25-4　CMR 检查后再次行超声心动图检查

A. 于胸骨上窝探及左上腔静脉回声；B. 频谱多普勒录得腔静脉频谱

四、双侧下肢动脉及静脉血管超声检查

双侧下肢动脉及深静脉管腔内未见明显异常回声，血流通畅，排除双下肢水肿为下肢血管病变所致的可能。

【讨论】

一、右旋心及矫正型大动脉转位概述

1. 右旋心　又称为单发右位心，内脏正常位，心脏轴线指向右方，心尖朝右，一般心脏右位程度较轻。

2. 矫正型大动脉转位（corrected transposition of the great arteries，cTGA）　约占所有先天性心脏病的 0.5%，是指心房与心室、心室与大血管的双重连接关系不一致，主动脉与左侧的解剖右室相连，肺动脉与右侧的解剖左室相连。因此，解剖的左心室承担肺循环，而解剖右心室承担体循环，患者在血流动力学上可得到"生理性纠正"，如不存在其他心内畸形，有可能无心脏的功能异常。但解剖的右心室结构特点决定了其不适应于长期承担体循环，部分患者会出现解剖右心室进行性扩大及三尖瓣反流，而三尖瓣反流与右心室功能不全互为因果，甚至出现充血性心力衰竭，是导致 cTGA 预后不良的重要原因。因此，利用各种影像检查手段动态观察评估解剖右心室的功能至关重要。

二、超声心动图的诊断价值

由于心脏大血管位置异常的种类和表现形式复杂，超声心动图作为影像诊断手段之一，具有实时、无创、方便、准确可靠的特点，是理想的检查方法。分析心脏大血管节段的方法称为节段分析法，是 1972 年由 van Praagh 首先提出的。对 cTGA 进行超声诊断时，应依据以上方法仔细分析心脏大血管各个节段的结构、位置和相互关系，明确分型并给予命名。同时，需仔细观察是否合并其他心内畸形，如房、室间隔缺损、半月瓣狭窄、永存左上腔静脉等，利用彩色血流显像技术对患者血流动力学进行分析。由于评估解剖右心室功能至关重要，因此，要利用各种定量技术对解剖右心室的功能进行准确的测量，并利用彩色血流技术评价三尖瓣功能及反流情况，大量研究表明，导致三尖瓣反流的主要原因有：右心室压力增高导致室间隔偏移、三尖瓣瓣叶发育异常等，部分患者三尖瓣可呈下移畸形改变。此外，应尽量避免误诊及漏诊。此例病例入院时最初的超声心动图检查因患者声窗限制及超声医师经验等原因导致残存左上腔静脉的漏诊，因此患者的血流动力学情况分析得欠明确，后经心脏磁共振检查结果提示，方能解释行右心声学造影时出现的结果。因此，超声心动图也有其局限性，尤其成人声窗较局限，易受患者肺组织气体干扰等致视野受限，仅近心端大血管部分显示，对于远处血管及其走行显示欠佳。另外，部分 cTGA 患者会合并冠状动脉起源、走行及分布异常，超声心动图对于冠状动脉的显示不具优势，尤其对于需要进行外科手术的患者，必要时需行冠状动脉 CTA 评价冠状动脉起源及走行情况。

三、心脏磁共振成像的诊断价值

目前，超声心动图仍是先天性心脏病的首选检查方法，但是对于如法洛四联症、大动脉转位等复杂畸形时需要 CMR 进一步检查准确评价心室功能及大血管畸形。2010 年心脏病学会（ESC）相关工作组发表的关于成人先天性心脏病（adult congenital heart disease，ACHD）磁共振检查的专家共识中进行了详细阐述。CMR 无电离辐射，具有较高的时间、空间分辨率，视野大，可实现多方位、多层面重复扫描，可评价心脏及大血管的解剖结构、功能、血流动力学及心肌组织特性，实现"一站式"检查。对于超声心动图无法提供清晰的诊断图像及心室容量和射血分数等参数受限时推荐使用 CMR。对于疑似大血管连接、起源异常，如体、肺静脉异位连接；体肺动脉侧支及动静脉畸形；计算分流量、瓣膜反流量及心肌纤维化、瘢痕及脂肪、铁沉积方面明显优于超声心动图。但是 CMR 检查时间长，需要患者多次屏气，对于流速的评价不如超声准确。

四、本病例引发的对 cTGA 相关治疗及预后的思考

对于 cTGA 目前尚无最佳的治疗方式，研究表明，未经外科手术治疗的患者自然预后较差。随着心脏外科诊疗技术的成熟和发展，双调转解剖矫治手术（the double-switch procedure）是目前治疗 cTGA 相对适宜的方法。对于年长的小儿患者，因解剖左心室长期承担低压的肺循环，往往导致不同程度的解剖左心室发育不良，需要预先进行左心室功能锻炼，以满足双调转矫治术后承担体循环负荷的要求。但此例患者由于年龄较大，除先天性心脏畸形外还存在长期高血糖、心房扑动等高危因素，多种因素并存对心房及心室功能造成不可逆的损害，心房明显扩大，肺动脉压力增高，下肢水肿提示右心衰竭，且超声及 CMR 提示患者左心室及右心室功能均明显减低，显然已不适宜接受外科 double-switch 手术治疗，若将心室及大血管调转之后，左、右心室不能承受各自所承担的循环压力，心力衰竭将进一步恶化。如单纯手术封闭房间隔缺损，连接于左心房的左上腔静脉所回流的静脉血将无法进入右心及肺循环进行氧合，会进一步加重患者的缺氧情况导致发绀。此患者已丧失外科手术时机，治疗仍应以药物对症保守治疗为主，如减轻心脏负荷、抗心律失常、降低血糖等，从而达到缓解症状并改善生活质量的目的，因此预后不良。

【诊疗策略的思考】

对于绝大多数复杂先天性心脏病患者的影像诊断，可先行超声心动图检查明确其心内畸形、异常分流及心功能等情况，但肺、气管、空腔含气脏器对声波的反射使与心脏连接的大血管显像受限，影响判断的准确性，磁共振成像可作为复杂心内畸形及大血管病变的进一步检查、评估的补充，亦可满足临床对复杂先心病心脏大血管形态学和血流动力学方面的需求。多种影像手段联合，互相补充，方可得到最为精准的诊断结果，为临床治疗及判断预后提供更多更有价值的信息。

参 考 文 献

邸海燕，郑春华，包敏，等，2016. 超声心动图诊断先天性矫正型大动脉转位的价值[J]. 中国超声医学杂志，32(12)：1076-1079.

刘延玲，熊鉴然，2015. 临床超声心动图学[M]. 3 版. 北京：科学出版社.

Cuneo A，Tebbe U，2007. Congenitally corrected transposition of the great arteries (L-TGA). Cardiac insufficiency associated with systemic ventricular dysfunction[J]. Dtsch Med Wochenschr，132(39)：2017-2018.

Hornung T S，Calder L，2010. Congenitally corrected transposition of the great arteries [J]. Heart，96(14)：1154-1161.

Kral Kollars C A，Gelehrter S，Bove E L，et al，2010. Effects of morphologic left ventricular pressure on right ventricular geometry and tricuspid valve regurgitation in patients with congenitally corrected transposition of the great arteries[J]. Am J Cardiol，105(5)：735-739.

Skinner J，Hornung T，Rumball E，2008. Transposition of the great arteries：from fetus to adult [J]. Heart，94(9)：1227-1235.

（张　璐　陈梓娴　张　钲）